Soins Infirmiers

En

Chirurgie pédiatrique

Le Guide complet

ALEXANDRE CAREWELL

Table des matières

« *Chirurgie pédiatrique : quand les chirurgiens troquent leurs jouets contre des scalpel pour réparer les petits humains cassés !* »

Chapitre 1:
INTRODUCTION
À LA CHIRURGIE PÉDIATRIQUE

Définition et spécificités

La chirurgie pédiatrique, cette branche délicate et exigeante de la médecine, met en lumière les besoins uniques des plus jeunes patients. C'est une discipline où les compétences chirurgicales rencontrent la tendresse, l'écoute et une sensibilité accrue. C'est dans cet univers que l'infirmier en chirurgie pédiatrique évolue, devenant souvent le premier point de contact pour ces enfants et leurs familles, naviguant entre la technicité des soins et le réconfort des âmes inquiètes.

Contrairement à leurs homologues adultes, les enfants ne sont pas simplement de "petits patients". Leurs corps sont en constante évolution et croissance, nécessitant une approche chirurgicale spécifique. De même, leurs capacités cognitives et émotionnelles, ainsi que leur compréhension de la maladie et de la chirurgie, varient grandement selon leur âge, leur développement et leur environnement familial. Cette complexité demande des soins adaptés, où chaque détail compte, du choix de l'anesthésie aux mots rassurants chuchotés à l'oreille d'un enfant anxieux.

Les spécificités de la chirurgie pédiatrique vont bien au-delà de la simple taille du patient. Les pathologies sont différentes, tout comme les réponses physiologiques aux traitements. Les malformations congénitales, par exemple, sont des conditions auxquelles sont confrontés de nombreux chirurgiens pédiatres, et elles requièrent des compétences et des connaissances qui diffèrent des autres domaines chirurgicaux.

L'infirmier, dans ce ballet de précision qu'est la chirurgie pédiatrique, joue un rôle central. Il est à la fois l'artisan des soins et le gardien du bien-être de l'enfant. Son rôle s'étend au-delà de la salle d'opération. C'est lui qui prépare l'enfant et sa famille à l'intervention, qui veille au bon rétablissement post-opératoire et qui soutient psychologiquement autant le jeune patient que ses proches.

La chirurgie pédiatrique, c'est l'alliance entre la science et l'humanité, et dans cette danse délicate, l'infirmier est un pilier incontournable. Sa mission va bien au-delà du simple acte technique : il crée un pont entre la médecine, l'enfant et sa famille, veillant à ce que chaque étape se déroule avec douceur, compétence et compassion.

Historique de la chirurgie pédiatrique

La chirurgie pédiatrique, telle que nous la connaissons aujourd'hui, est le fruit d'une longue évolution médicale et sociétale. Elle reflète non seulement les avancées techniques et scientifiques, mais aussi notre perception changeante des enfants et de leurs besoins spécifiques.

L'Antiquité a laissé peu de traces quant à la chirurgie pratiquée sur les enfants, bien que certaines civilisations anciennes, telles que les Égyptiens, aient eu une connaissance approfondie de la chirurgie et de la médecine. Néanmoins, les écrits suggèrent que les enfants étaient souvent traités comme de petits adultes, une vision qui perdurera pendant des millénaires.

Au Moyen Âge, les traitements médicaux pour les enfants étaient largement dominés par des remèdes à base de plantes et des prières. La chirurgie, risquée et souvent sans anesthésie, était une option de dernier recours. Les premières opérations documentées sur les enfants étaient souvent des interventions d'urgence, comme la trépanation pour les traumatismes crâniens ou l'ouverture des abcès.

La Renaissance apporta un renouveau d'intérêt pour la science et la médecine. Cependant, la chirurgie restait une profession rudimentaire. La découverte de l'anesthésie au XIXe siècle fut une véritable révolution, permettant des interventions plus longues et moins douloureuses. Les enfants, cependant, restaient souvent en marge de ces avancées, leurs particularités physiologiques rendant l'utilisation des anesthésiques nouvellement découverts compliquée.

C'est véritablement **au XXe siècle** que la chirurgie pédiatrique s'est distinguée comme une spécialité à part entière. Les deux guerres mondiales, malgré leur cortège d'horreurs, ont permis des avancées significatives dans la prise en charge des traumatisés et des brûlés, avancées qui bénéficieront par la suite à la chirurgie pédiatrique. De grands noms émergent, comme celui de Robert E. Gross aux États-Unis, qui réussit en 1938 la première chirurgie cardiaque sur un enfant, marquant un tournant dans la spécialité.

Le dernier siècle a également vu l'émergence d'institutions dédiées aux soins pédiatriques, comme les hôpitaux pour enfants, qui ont permis de centraliser les compétences et d'approfondir la recherche. Avec la miniaturisation des instruments, la chirurgie laparoscopique et la robotique ont fait leur apparition, offrant des interventions moins invasives et une récupération plus rapide pour les petits patients.

Aujourd'hui, la chirurgie pédiatrique est une spécialité riche et diversifiée, intégrant non seulement les avancées techniques mais aussi une compréhension profonde des besoins spécifiques des enfants, tant sur le plan physique que psychologique. Elle témoigne d'un long chemin parcouru, d'une époque où les enfants étaient considérés comme de simples adultes en miniature à une époque où leur singularité est pleinement reconnue et valorisée.

Rôle crucial de l'infirmier en chirurgie pédiatrique

Dans le ballet délicat de la chirurgie pédiatrique, si le chirurgien tient le rôle du soliste, l'infirmier est le maestro assurant la fluidité de l'ensemble. Sa présence et son expertise sont le ciment qui unit tous les aspects du soin, garantissant la sécurité, le confort et le bien-être du jeune patient.

L'infirmier en chirurgie pédiatrique ne se contente pas d'administrer des soins; il incarne un rôle polyvalent, qui s'étend bien au-delà de la salle d'opération. Tout commence dès la pré-admission, où il est le premier point de contact pour le patient et sa famille. Il les rassure, les éduque et les prépare à la procédure. Il répond à leurs questions, dissipe leurs peurs et leur fournit des informations cruciales sur ce à quoi s'attendre.

En salle d'opération, l'infirmier est le garant de la sécurité du patient. Il s'assure que tous les équipements fonctionnent correctement, que tous les instruments sont présents et stérilisés, et que le champ opératoire est prêt. Il joue un rôle essentiel dans la surveillance des signes vitaux de l'enfant et dans l'administration des médicaments et fluides nécessaires. De plus, il travaille en étroite collaboration avec l'anesthésiste, veillant à ce que l'enfant reste confortable et sans douleur tout au long de l'intervention.

Lorsque la chirurgie est terminée, le rôle de l'infirmier ne s'arrête pas là. En salle de réveil, il est à nouveau présent, surveillant la récupération du patient, soulageant sa douleur et réconfortant une fois de plus l'enfant et sa famille. Il fournit des conseils post-opératoires essentiels, s'assurant que les parents comprennent comment prendre soin de leur enfant à la maison et quand solliciter une aide médicale.

Mais ce qui distingue réellement l'infirmier en chirurgie pédiatrique, c'est sa capacité à connecter avec l'enfant sur un plan humain. Qu'il s'agisse de tenir la main d'un enfant effrayé ou d'expliquer une procédure à l'aide d'une peluche, l'infirmier utilise des techniques de communication adaptées à l'âge et à la compréhension de l'enfant pour mettre ce dernier à l'aise.

L'infirmier en chirurgie pédiatrique est bien plus qu'un professionnel de santé. Il est le pilier sur lequel repose l'expérience chirurgicale, alliant compétence clinique à une compassion sans faille. Il assure que chaque étape, de la préparation à la récupération, se déroule aussi doucement que possible pour l'enfant et sa famille, faisant de lui un acteur indispensable dans le monde délicat de la chirurgie pédiatrique.

Chapitre 2:
COMPRENDRE L'UNIVERS PÉDIATRIQUE

Physiologie et anatomie de l'enfant

Plonger dans l'univers physiologique et anatomique de l'enfant, c'est comme entrer dans une contrée en constante évolution. Contrairement à l'adulte, dont l'anatomie est stable, l'enfant présente des caractéristiques uniques qui changent rapidement au fil du temps. Comprendre ces nuances est essentiel pour quiconque travaille dans le domaine pédiatrique.

1. Croissance et développement osseux:
Dès la naissance, le squelette de l'enfant est composé de cartilage, qui, progressivement, se minéralise pour devenir de l'os. La présence de plaques de croissance, des zones cartilagineuses à l'extrémité des os longs, est cruciale. Elles permettent l'allongement de l'os jusqu'à la fin de la puberté, où elles se calcifient définitivement.

2. Système cardiovasculaire:
Le cœur d'un nouveau-né est proportionnellement plus gros par rapport à son corps que celui d'un adulte. Les valeurs normales pour la fréquence cardiaque, la tension artérielle et autres paramètres varient également avec l'âge. De plus, certaines structures cardiaques, comme le foramen ovale, sont présentes uniquement chez le fœtus et se ferment peu après la naissance.

3. Système respiratoire:
Les voies respiratoires d'un enfant sont plus courtes et plus étroites que celles d'un adulte. Cela rend l'enfant plus susceptible aux infections et obstructions. De plus, le jeune enfant respire principalement par le nez jusqu'à l'âge de 3

à 6 mois, ce qui peut avoir des implications lors de certaines interventions chirurgicales.

4. Système digestif:
Il évolue avec l'âge et le régime alimentaire. Par exemple, le nouveau-né possède un estomac de petite taille, nécessitant des repas fréquents. Le foie et le pancréas, responsables de la digestion et de la détoxification, mûrissent progressivement au cours des premiers mois de vie.

5. Système nerveux:
À la naissance, tous les neurones sont déjà présents, mais les connexions entre eux, les synapses, se forment à un rythme rapide pendant l'enfance. C'est une période cruciale pour le développement cognitif, moteur et sensoriel.

6. Système rénal:
Les reins du nouveau-né ont une capacité limitée à filtrer et concentrer l'urine, ce qui a des implications pour l'équilibre hydrique et électrolytique.

7. Système immunitaire:
Il est en développement constant. Les enfants sont nés avec une immunité innée, mais l'immunité adaptative, celle qui reconnaît et combat des agents pathogènes spécifiques, se développe progressivement à travers l'exposition aux maladies et la vaccination.

8. Système endocrinien:
Régulant la croissance, le métabolisme et la puberté, il subit d'importants changements, notamment lors des poussées de croissance et à l'adolescence.

L'anatomie et la physiologie de l'enfant sont des domaines fascinants, en constante mutation. L'approche des soins pour les enfants requiert une connaissance approfondie de ces spécificités, garantissant des interventions adaptées et efficaces. Pour le professionnel médical, c'est un rappel constant que chaque enfant est un individu unique, en pleine transformation, nécessitant une attention et une expertise particulières.

Différences clés
entre un enfant et un adulte

L'enfance et l'âge adulte représentent deux étapes distinctes de la vie humaine, chacune avec ses particularités anatomiques, physiologiques, psychologiques et socioculturelles. Voici une exploration des différences les plus notables:

1. Anatomie et Physiologie:
  Taille et Proportions: Les enfants ont généralement une tête plus grande par rapport au reste du corps, tandis que les proportions changent et se rapprochent de celles des adultes avec la croissance.
  Système musculo-squelettique: Les enfants ont des os plus souples et des plaques de croissance, ce qui les rend plus susceptibles aux fractures de type "branche verte".
  Système respiratoire: Les enfants ont des voies respiratoires plus étroites, ce qui les rend plus sensibles aux obstructions et infections respiratoires.
  Métabolisme: Le métabolisme des enfants est généralement plus rapide que celui des adultes, influençant notamment la température corporelle et les besoins énergétiques.
2. Développement Psychologique:
  Cognition: La pensée des enfants est généralement plus concrète, devenant graduellement plus abstraite à l'adolescence.

- **Émotions:** Les enfants peuvent avoir des difficultés à identifier, comprendre et exprimer leurs émotions comparativement aux adultes.
- **Dépendance vs. Indépendance:** Les enfants dépendent largement des adultes pour leurs soins et besoins, tandis que les adultes tendent vers l'autonomie.

3. Social et Culturel:
- **Apprentissage:** Les enfants sont généralement plus réceptifs et adaptables à l'apprentissage de nouvelles compétences ou langues.
- **Relations:** Les enfants développent des relations principalement basées sur le jeu et les activités communes, tandis que les adultes forment des relations basées sur la confiance mutuelle, le soutien et les intérêts partagés.
- **Responsabilités:** Les adultes assument généralement plus de responsabilités, qu'elles soient financières, professionnelles ou familiales.

4. Santé et Bien-être:
- **Réponses Immunitaires:** Les enfants sont souvent plus vulnérables aux infections car leur système immunitaire est encore en développement.
- **Croissance et Développement:** Les enfants traversent des phases de croissance rapide nécessitant des apports nutritionnels et énergétiques spécifiques.
- **Réponses aux Médicaments:** Le métabolisme différent des enfants peut influencer la manière dont ils réagissent aux médicaments par rapport aux adultes.

5. Communication:
- **Expression Verbale:** Les enfants ont un vocabulaire limité et peuvent avoir du mal à exprimer leurs besoins ou leurs douleurs.

- **Compréhension:** Les enfants ont parfois besoin d'explications simples et concrètes, adaptées à leur niveau de développement.

Les différences entre enfants et adultes sont vastes et multifactorielles, et influencent de manière significative la manière dont nous interagissons avec eux, les soignons, et répondons à leurs besoins. Une prise en compte attentive de ces différences est cruciale pour offrir des soins adaptés et efficaces, que ce soit dans le domaine médical, éducatif ou social.

Les défis émotionnels et psychologiques

En chirurgie pédiatrique, si les défis techniques et médicaux sont nombreux, ils ne sont pas les seuls. Les défis émotionnels et psychologiques qui se présentent sont tout aussi importants, touchant aussi bien le patient que sa famille et même l'équipe médicale.

1. Pour l'enfant:
   - **Peur de l'inconnu:** L'hôpital, les instruments chirurgicaux, les personnes en blouse blanche - tout est nouveau et peut être terrifiant pour un enfant.
   - **Séparation:** Être séparé de ses parents ou tuteurs pendant la chirurgie peut engendrer une anxiété accrue.
   - **Compréhension limitée:** Les enfants plus jeunes peuvent avoir du mal à comprendre la nécessité de l'intervention, ce qui peut augmenter leur anxiété.
   - **Traumatisme post-opératoire:** Les douleurs, les cicatrices ou la simple expérience de la chirurgie peuvent laisser des séquelles psychologiques.

2. Pour les parents ou tuteurs:

- **Sentiment d'impuissance:** Voir son enfant souffrir ou être anxieux sans pouvoir intervenir directement est extrêmement difficile.
- **Culpabilité:** Certains parents peuvent se sentir coupables, se demandant s'ils auraient pu éviter la chirurgie.
- **Inquiétude pour l'issue:** Tout acte chirurgical comporte des risques, et l'attente peut être une période très stressante pour les parents.
- **Gestion des émotions:** Les parents doivent souvent cacher leur propre anxiété pour rassurer leur enfant, ce qui peut être éprouvant.

3. Pour l'équipe médicale:

- **Communication adaptée:** Expliquer les procédures à un enfant de manière compréhensible sans l'effrayer est un véritable défi.
- **Gestion de l'anxiété parentale:** Les professionnels de santé doivent rassurer et informer les parents tout en se concentrant sur le bien-être de l'enfant.
- **Émotion personnelle:** Traiter des enfants peut être émotionnellement difficile, en particulier si des complications surviennent.
- **Collaboration avec d'autres spécialistes:** Les psychologues, travailleurs sociaux, et conseillers en génétique peuvent être nécessaires pour aborder des aspects spécifiques du traitement et du suivi.

4. À long terme:

- **Stigmates sociaux:** Une cicatrice ou une déformation peut entraîner des moqueries ou des questions gênantes de la part des pairs.
- **Suivi psychologique:** Certains enfants peuvent nécessiter un suivi pour traiter le traumatisme ou les séquelles liés à la chirurgie.
- **Répercussions familiales:** L'expérience de la chirurgie peut avoir des effets durables sur la

dynamique familiale, nécessitant parfois un soutien externe.

La prise en compte de ces défis émotionnels et psychologiques est essentielle pour garantir une expérience chirurgicale aussi positive que possible pour l'enfant et sa famille. Cela implique une communication transparente, un soutien continu, et une collaboration multidisciplinaire pour aborder chaque aspect du bien-être du patient.

Chapitre 3:
LE RÔLE DE L'INFIRMIER EN CHIRURGIE PÉDIATRIQUE

Préparation préopératoire : évaluation, enseignement, et rassurement

La préparation préopératoire joue un rôle essentiel dans le succès de toute intervention chirurgicale, en particulier en chirurgie pédiatrique. Elle constitue une étape où l'évaluation médicale, l'éducation du patient et de sa famille, et le rassurement convergent pour assurer un déroulement optimal de l'opération.

1. Évaluation:
   - **Examen physique:** L'évaluation de la condition physique générale de l'enfant est primordiale. Elle permet d'identifier les éventuelles anomalies ou comorbidités qui pourraient compliquer l'intervention ou l'anesthésie.
   - **Antécédents médicaux:** Une connaissance complète des antécédents permet d'anticiper les risques. Cela inclut les allergies, les médicaments pris par l'enfant, et les chirurgies précédentes.
   - **Examens complémentaires:** Selon la nature de l'intervention, des tests comme les analyses sanguines, les radiographies, ou les ECG pourraient être nécessaires.
2. Enseignement:
   - **À propos de la procédure:** Expliquer en termes simples mais précis ce qui va se passer lors de la chirurgie. Utiliser des ressources visuelles peut aider l'enfant à mieux comprendre.

- **Préparation physique:** Conseiller sur la nécessité de jeûner avant la chirurgie, la prise ou non de médicaments, ou les soins spécifiques à prendre.
- **Après la chirurgie:** Informer l'enfant et ses parents sur ce à quoi s'attendre après la chirurgie, la durée d'hospitalisation prévue, et les signes d'alerte post-opératoires.

3. Rassurement:

- **Visite préopératoire:** Permettre à l'enfant de visiter le bloc opératoire ou la salle de réveil à l'avance peut réduire l'anxiété liée à l'inconnu.
- **Présence parentale:** Dans la mesure du possible, permettre aux parents d'être présents jusqu'à l'induction anesthésique peut rassurer l'enfant.
- **Personnel formé:** S'assurer que le personnel en contact avec l'enfant est formé aux techniques de communication pédiatrique, comme le jeu thérapeutique.
- **Anxiolytiques:** Dans certains cas, si l'anxiété de l'enfant est trop élevée, l'administration d'anxiolytiques peut être envisagée après discussion avec les parents.

4. Collaboration interdisciplinaire:

- **Équipe pédiatrique:** L'intervention des pédiatres, anesthésistes pédiatriques et infirmiers spécialisés en pédiatrie garantit une prise en charge adaptée.
- **Psychologues et travailleurs sociaux:** Ils peuvent aider à préparer et rassurer l'enfant, tout en offrant un soutien aux parents.
- **Autres spécialistes:** Selon le type d'intervention, d'autres spécialistes peuvent être impliqués, comme des diététiciens, physiothérapeutes ou orthophonistes.

La préparation préopératoire en chirurgie pédiatrique est une étape complexe et multidimensionnelle. Sa réussite repose sur une évaluation minutieuse, un enseignement adapté et un rassurement continu, alliant compétences techniques et capacités relationnelles au service du bien-être de l'enfant.

Soutien intraopératoire : surveillance, intervention, et collaboration

La période intraopératoire, pendant laquelle l'enfant subit une chirurgie, est un moment critique où les compétences cliniques et relationnelles de l'équipe chirurgicale sont mises à rude épreuve. Le soutien intraopératoire nécessite une surveillance constante, des interventions appropriées et une collaboration étroite entre les différents professionnels impliqués.

1. Surveillance:
   - **Monitoring physiologique:** L'utilisation de moniteurs pour suivre les signes vitaux de l'enfant (fréquence cardiaque, saturation en oxygène, pression artérielle) est essentielle pour détecter rapidement tout signe d'instabilité.
   - **Surveillance anesthésique:** L'anesthésiste surveille la profondeur de l'anesthésie, s'assurant que l'enfant reste inconscient et indolore tout en maintenant une physiologie stable.
   - **Évaluation continue:** Outre les équipements de surveillance, l'observation clinique directe et régulière par l'équipe est essentielle pour anticiper ou détecter tout problème.
2. Intervention:
   - **Techniques chirurgicales:** Les chirurgiens pédiatriques, formés spécifiquement aux particularités de l'anatomie et de la physiologie de l'enfant, effectuent les interventions avec la plus grande précision.

Gestion des imprévus: En cas de saignement, de difficultés anatomiques ou de toute autre complication, l'équipe doit intervenir rapidement pour stabiliser la situation.

Ajustement anesthésique: L'anesthésiste peut ajuster les médicaments et les gaz anesthésiants en fonction des besoins de l'enfant et de l'évolution de la chirurgie.

3. Collaboration:

Communication fluide: Un échange constant d'informations entre le chirurgien, l'anesthésiste, les infirmier(ère)s et les autres membres de l'équipe est essentiel pour assurer une prise en charge optimale.

Rôle de l'infirmier(ère) de bloc: L'infirmier(ère) en chirurgie pédiatrique joue un rôle pivot, aidant dans les tâches chirurgicales, assurant la préparation et la stérilisation des instruments et servant de relais de communication.

Consultations spécialisées: Selon la nature de la chirurgie et les complications éventuelles, d'autres spécialistes peuvent être sollicités en urgence pendant la procédure, tels que des cardiologues, des néphrologues ou des radiologues.

4. Rassurer la famille:

Mises à jour régulières: Informer la famille de l'évolution de la chirurgie peut aider à atténuer leur anxiété.

Espace d'attente: Fournir un espace confortable et apaisant pour les familles pendant la chirurgie est crucial pour leur bien-être.

Le soutien intraopératoire en chirurgie pédiatrique est un véritable ballet coordonné de compétences et d'expertises. Chaque membre de l'équipe joue un rôle clé pour garantir la sécurité et l'efficacité de la procédure, tout en s'assurant que l'enfant et sa famille sont soutenus et rassurés à chaque étape.

Récupération postopératoire : surveillance, douleur, et éducation

La phase postopératoire en chirurgie pédiatrique est cruciale pour garantir le rétablissement rapide et sécurisé de l'enfant. Cette période nécessite une surveillance attentive, une gestion adéquate de la douleur et une éducation continue pour l'enfant et sa famille.

1. Surveillance:

Monitoring continu: Suite à l'intervention, l'enfant est généralement conduit en salle de réveil où les signes vitaux (fréquence cardiaque, saturation en oxygène, pression artérielle) sont continuellement surveillés.

Évaluation neurologique: S'assurer que l'enfant se réveille correctement de l'anesthésie, qu'il répond aux stimuli et qu'il retrouve ses fonctions motrices et sensorielles.

Observation des plaies: Inspecter régulièrement les sites opératoires pour détecter tout signe d'infection, de saignement ou d'autres complications.

2. Gestion de la douleur:

Évaluation régulière: Utiliser des échelles de douleur adaptées à l'âge et au développement de l'enfant pour évaluer son niveau de douleur.

Médication: Administrer des analgésiques, qu'ils soient par voie orale, intraveineuse ou autres, selon le besoin de l'enfant et la nature de l'intervention.

Techniques non pharmacologiques: Utiliser des techniques comme le jeu thérapeutique, la distraction ou la relaxation pour aider à réduire la douleur et l'anxiété.

3. Éducation:

Soins des plaies: Instruire la famille sur la manière de prendre soin des incisions chirurgicales, sur les signes d'infection à surveiller et sur la manière d'administrer les médicaments.

- **Mouvement et activité:** Informer la famille et l'enfant sur le niveau d'activité recommandé après l'intervention, les mouvements à éviter et les étapes de rééducation si nécessaire.
- **Alimentation et hydratation:** Fournir des directives sur la reprise de l'alimentation, les aliments à privilégier et ceux à éviter.
- **Suivi médical:** Expliquer l'importance des rendez-vous de suivi, les examens à effectuer et les signes d'alerte à surveiller.

4. Soutien émotionnel:

- **Rassurer l'enfant:** La période postopératoire peut être source d'anxiété pour l'enfant. Il est essentiel de le rassurer et de répondre à ses questions.
- **Soutien aux parents:** Offrir un espace d'écoute et de dialogue aux parents, qui peuvent ressentir du stress ou de la culpabilité suite à la chirurgie de leur enfant.

La phase postopératoire est un moment délicat où les soins et l'attention sont primordiaux pour garantir un rétablissement optimal. Une communication ouverte et continue avec l'enfant et sa famille, associée à une surveillance clinique rigoureuse et à une gestion efficace de la douleur, sont les clés d'une récupération réussie.

Chapitre 4:
TECHNIQUES ET PROCÉDURES SPÉCIFIQUES

Instruments chirurgicaux en pédiatrie

La chirurgie pédiatrique présente des défis uniques en raison de la petite taille des patients et de leurs structures anatomiques délicates. Par conséquent, les instruments chirurgicaux utilisés en pédiatrie sont souvent des versions miniaturisées de ceux utilisés en chirurgie adulte. Voici un aperçu des instruments chirurgicaux couramment utilisés en chirurgie pédiatrique :

1. Instruments de dissection et de coupe:
    - **Scalpel:** Instrument tranchant utilisé pour inciser la peau et d'autres tissus. Les lames pédiatriques sont plus petites et plus fines que celles utilisées en chirurgie adulte.
    - **Ciseaux chirurgicaux:** Disponibles en plusieurs tailles et formes, ils servent à couper des tissus mous.
    - **Pince de dissection:** Utilisée pour saisir et tenir des tissus lors de la dissection.
2. Instruments d'hémostase:
    - **Pince hémostatique:** Conçue pour pincer et ligaturer les vaisseaux sanguins pour prévenir ou arrêter les saignements.
    - **Aiguilles et fils:** Employés pour suturer les tissus. Les dimensions et les types de fils sont spécifiquement adaptés à la pédiatrie.
3. Instruments de préhension:
    - **Pinces anatomiques:** Elles servent à saisir et stabiliser des tissus mous pendant l'opération.

Porte-aiguille: Utilisé pour tenir l'aiguille lors de la suture.

4. Instruments d'exposition:

Écarteurs: Ils maintiennent les incisions ouvertes pour donner un accès clair au site opératoire. Les écarteurs pédiatriques sont souvent plus petits et plus délicats.

Spéculums: Utilisés pour ouvrir et visualiser des cavités corporelles, comme l'oreille ou le rectum.

5. Instruments spécialisés:

Trocart: Employé en chirurgie laparoscopique, permet d'introduire des instruments chirurgicaux dans la cavité corporelle à travers une petite incision.

Endoscope: Un instrument doté d'une caméra permettant la visualisation de l'intérieur du corps lors des chirurgies minimalement invasives.

6. Instruments de drainage et d'aspiration:

Seringues et cathéters: Utilisés pour drainer les liquides ou pour administrer des médicaments.

Aspirateur chirurgical: Sert à aspirer les fluides corporels ou les débris de la zone opératoire.

7. Instruments pour la fixation des os:

Pins, vis, et plaques: Employés en chirurgie orthopédique pédiatrique pour fixer les fractures ou pour corriger les déformations osseuses.

La spécificité de la chirurgie pédiatrique nécessite une grande précision et des instruments adaptés à la taille et à la fragilité des patients. Connaître et maîtriser ces outils est essentiel pour tout professionnel de santé travaillant dans ce domaine.

Techniques d'anesthésie pédiatrique

L'anesthésie pédiatrique, essentielle pour réaliser des interventions chirurgicales chez les enfants, est une spécialité en elle-même, requérant une expertise spécifique en raison des particularités physiologiques et psychologiques des enfants. Les techniques d'anesthésie sont adaptées à l'âge, à la taille, à la condition médicale de l'enfant et à la nature de la chirurgie. Voici une vue d'ensemble des techniques couramment utilisées :

1. Anesthésie générale:
   - **Induction inhalatoire:** C'est souvent la méthode de choix pour les enfants qui ont peur des injections. L'enfant respire un gaz anesthésiant, souvent mélangé à de l'oxygène, via un masque.
   - **Induction intraveineuse:** Une fois que l'accès veineux est établi, un anesthésique est injecté. Cela est courant chez les enfants plus âgés ou ceux ayant déjà un cathéter intraveineux en place.
   - **Entretien:** Après l'induction, l'anesthésie est maintenue soit par des agents inhalés soit par des agents intraveineux, souvent une combinaison des deux.
2. Anesthésie régionale:
   - **Rachianesthésie:** Injection d'anesthésique local dans l'espace sous-arachnoïdien de la colonne vertébrale. Elle est utilisée pour des chirurgies du bas du corps.
   - **Anesthésie péridurale:** Semblable à la rachianesthésie, mais l'anesthésique est injecté dans l'espace épidural. Elle peut être utilisée pour la gestion de la douleur post-opératoire.
   - **Bloc nerveux périphérique:** L'anesthésique est injecté autour d'un nerf ou d'un groupe de nerfs pour engourdir une région spécifique du corps.
3. Sédation consciente:
   - Elle est souvent utilisée pour des procédures plus courtes ou moins invasives. L'enfant est détendu et peut être éveillé mais insensible à la douleur.

4. Prémédication:
   L'administration d'un médicament avant l'anesthésie, souvent pour réduire l'anxiété de l'enfant. Cela peut être réalisé à l'aide de médicaments oraux, nasaux ou intraveineux.
5. Techniques spéciales:
   Anesthésie intraveineuse totale (TIVA): Utilise uniquement des agents intraveineux pour maintenir l'anesthésie. Cela peut être avantageux pour certaines interventions ou situations.

   Techniques d'induction non pharmacologiques: L'utilisation de méthodes de distraction, telles que des vidéos, des jeux ou la présence des parents, pour réduire l'anxiété de l'enfant pendant l'induction.

Considérations spéciales en anesthésie pédiatrique:
   Les enfants présentent un risque accru d'hypothermie pendant la chirurgie, d'où la nécessité de techniques de réchauffement.
   La voie aérienne de l'enfant est anatomiquement différente de celle de l'adulte, nécessitant une expertise spécifique pour l'intubation.
   Les enfants ont une capacité fonctionnelle réduite des organes, ce qui peut influencer le choix et le dosage des médicaments anesthésiques.
   La prise en charge de la douleur post-opératoire est essentielle pour un rétablissement rapide et confortable.

L'anesthésie pédiatrique est une collaboration entre l'anesthésiste, l'enfant, les parents et l'équipe chirurgicale. Une communication efficace et une compréhension des besoins spécifiques de l'enfant sont essentielles pour assurer un déroulement sûr et efficace de l'anesthésie.

Particularités des incisions et sutures chez l'enfant

La peau des enfants est différente de celle des adultes à bien des égards : elle est plus fine, plus élastique, possède une vascularisation différente et une capacité de guérison rapide. Ces différences impliquent des techniques spécifiques lors des incisions et des sutures en chirurgie pédiatrique.

1. Incisions:
    Précision: En raison de la taille réduite de nombreux organes et structures chez l'enfant, les incisions doivent être extrêmement précises pour éviter des dommages inutiles.

    Taille: Les incisions sont généralement plus petites, surtout avec l'avènement des techniques chirurgicales minimalement invasives adaptées aux enfants.

    Emplacement: L'emplacement des incisions est choisi non seulement en fonction de l'accès chirurgical mais aussi en tenant compte des préoccupations esthétiques, car les cicatrices continueront à grandir avec l'enfant.

2. Sutures:
    Matériaux: Les fils de suture utilisés chez les enfants sont souvent plus fins que ceux utilisés chez les adultes. Les fils résorbables sont privilégiés, surtout pour les sutures profondes ou internes, car ils éliminent le besoin d'une extraction ultérieure.

    Techniques: Les techniques de suture doivent assurer une tension minimale sur la peau, ce qui permet une guérison plus rapide et réduit le risque de cicatrices hypertrophiques ou chéloïdes.

    Sutures sous-cutanées: Ces sutures internes sont souvent utilisées pour rapprocher les bords de la plaie et réduire la tension sur la peau. Elles sont généralement résorbables.

- **Sutures superficielles:** Elles peuvent être résorbables ou non, selon l'emplacement et le type de plaie. Les points sont placés de manière à assurer une coaptation précise des bords de la plaie.
- **Collage cutané:** Pour les petites plaies ou celles avec des bords bien appariés, des adhésifs cutanés peuvent être utilisés à la place des sutures traditionnelles.
- **Soins post-sutures:** Il est essentiel de bien informer les parents ou tuteurs sur les soins des plaies pour éviter les infections et assurer une bonne cicatrisation.

3. Considérations particulières:

- **Guérison:** La peau des enfants tend à guérir plus rapidement que celle des adultes. Toutefois, il est crucial de s'assurer que la guérison est aussi esthétiquement acceptable que possible.
- **Risques:** Les enfants sont plus susceptibles de présenter des réactions à certains matériaux de suture ou adhésifs. De plus, ils sont plus actifs, augmentant potentiellement le risque de rupture ou de déplacement des sutures.
- **Gestion de la douleur:** La douleur et l'inconfort liés aux incisions et aux sutures doivent être traités avec soin, en utilisant une combinaison d'anesthésie locale, de médicaments contre la douleur et, parfois, de techniques de distraction.

La prise en charge chirurgicale des enfants exige une attention particulière aux détails, une technique impeccable et une connaissance approfondie des particularités anatomiques et physiologiques des enfants. Bien que le processus de guérison puisse être plus rapide chez les enfants, l'importance d'une cicatrisation esthétique et fonctionnelle est cruciale pour leur croissance et leur développement futurs.

Chapitre 5:
LES PATHOLOGIES COURANTES

Malformations congénitales

Les malformations congénitales, également appelées anomalies congénitales, désignent des altérations structurelles ou fonctionnelles présentes à la naissance. Elles peuvent résulter de facteurs génétiques, environnementaux ou d'une combinaison des deux. L'intervention de l'infirmier en chirurgie pédiatrique est essentielle dans la prise en charge de ces affections, tant sur le plan chirurgical que sur le plan émotionnel et éducatif pour les familles concernées.

1. Types de malformations congénitales:
   - **Cardiaques:** Ces anomalies peuvent inclure des trous entre les chambres cardiaques, des valves cardiaques anormales ou des vaisseaux sanguins mal formés.
   - **Digestives:** Exemples : atrésie œsophagienne, malrotation intestinale, fente palatine ou labiale.
   - **Urétro-rénales:** Comme le reflux vésico-urétéral ou l'agénésie rénale.
   - **Musculo-squelettiques:** Dysplasie de la hanche, pied bot, etc.
   - **Neurologiques:** Anencéphalie, spina bifida, hydrocéphalie.
   - **Chromosomiques:** Trisomie 21 (syndrome de Down), trisomie 18, syndrome de Turner, entre autres.
2. Causes et facteurs de risque:
   - **Génétiques:** Anomalies chromosomiques ou mutations génétiques spécifiques.

- **Environnementales:** Exposition à certaines infections, médicaments, drogues ou autres agents tératogènes pendant la grossesse.
- **Facteurs maternels:** Âge avancé, diabète, consommation d'alcool, tabagisme, malnutrition.
- **Inconnues:** Dans de nombreux cas, la cause exacte reste indéterminée.

3. Diagnostic et évaluation:
- **Dépistage prénatal:** Échographies, tests sanguins, amniocentèse, et biopsie des villosités choriales.
- **Évaluation postnatale:** Examen physique, imagerie (radiographies, IRM, échographies) et tests génétiques.

4. Prise en charge chirurgicale:
- **Objectifs:** Corriger l'anomalie, améliorer la fonction, et améliorer la qualité de vie.
- **Planification:** Basée sur la sévérité de la malformation, l'âge du patient, et d'autres facteurs médicaux.
- **Réhabilitation:** Thérapies physiques, occupationnelles, et suivi régulier pour assurer un développement optimal.

5. Rôle de l'infirmier:
- **Éducation:** Informer les parents sur la malformation, les options de traitement, et les perspectives à long terme.
- **Soutien émotionnel:** Offrir un soutien psychologique aux familles et aux enfants, en travaillant avec des psychologues ou des travailleurs sociaux au besoin.
- **Soins pré et postopératoires:** Préparer l'enfant pour la chirurgie, assurer une surveillance postopératoire, gérer la douleur, et enseigner les soins à domicile.

Les malformations congénitales sont diverses et variées, et leur prise en charge nécessite une approche multidisciplinaire. L'infirmier joue un rôle central dans la coordination des soins, l'éducation, et le soutien des patients et de leurs familles tout au long du processus de traitement.

Tumeurs pédiatriques

Les tumeurs pédiatriques, bien qu'elles soient plus rares que celles rencontrées chez l'adulte, présentent des défis uniques tant en termes de diagnostic que de traitement. Ces tumeurs peuvent être bénignes ou malignes. L'approche thérapeutique est souvent multidisciplinaire, impliquant chirurgiens, oncologues, radiologues, pathologistes et bien sûr, infirmiers spécialisés.

1. Types de tumeurs pédiatriques:
   - **Tumeurs du système nerveux central:** Telles que le médulloblastome et le gliome du tronc cérébral.
   - **Leucémies:** Comme la leucémie lymphoblastique aiguë, la forme la plus courante chez les enfants.
   - **Tumeurs osseuses:** Comme l'ostéosarcome et le sarcome d'Ewing.
   - **Neuroblastome:** Une tumeur qui se développe généralement dans les petites glandes surrénales.
   - **Tumeurs rénales:** Comme le néphroblastome ou tumeur de Wilms.
   - **Lymphomes:** Tel que le lymphome de Hodgkin et le lymphome non hodgkinien.
   - **Rhabdomyosarcome:** Tumeur des muscles.
2. Étiologie et facteurs de risque:
   - **Génétiques:** Certaines mutations génétiques ou syndromes héréditaires peuvent augmenter le risque.
   - **Expositions environnementales:** Certains agents peuvent augmenter le risque, bien que les causes exactes de la plupart des cancers pédiatriques restent largement inconnues.

3. Diagnostic et évaluation:

Symptômes: Varient selon le type et l'emplacement de la tumeur.

Imagerie: IRM, TDM, échographies, et scintigraphies osseuses.

Biopsie: Essentielle pour déterminer la nature et le grade de la tumeur.

Tests sanguins: Pour évaluer la fonction des organes et détecter la présence de cellules cancéreuses.

4. Traitements:

Chirurgie: Pour retirer la tumeur.

Chimiothérapie: Utilise des médicaments pour tuer les cellules cancéreuses ou arrêter leur multiplication.

Radiothérapie: Utilise des rayonnements pour cibler et tuer les cellules cancéreuses.

Thérapies ciblées et immunothérapie: Traitements plus récents qui ciblent spécifiquement les caractéristiques des cellules cancéreuses ou renforcent le système immunitaire de l'enfant contre le cancer.

5. Rôle de l'infirmier:

Éducation: Informer la famille sur la maladie, le traitement et les effets secondaires potentiels.

Gestion des symptômes: Aider à la gestion de la douleur, de la fatigue, de la nausée, ou d'autres effets secondaires.

Soutien émotionnel: Fournir un soutien psychologique à l'enfant et à sa famille, étant donné le stress et l'anxiété associés au diagnostic et au traitement.

Coordination des soins: Travailler avec d'autres membres de l'équipe de santé pour s'assurer que l'enfant reçoit des soins complets et cohérents.

Suivi: Assurer le suivi régulier pour surveiller les signes de récidive et les éventuelles complications tardives du traitement.

Confronter un diagnostic de tumeur chez un enfant est l'un des défis les plus éprouvants pour une famille. L'infirmier joue un rôle essentiel pour garantir que l'enfant et sa famille reçoivent les soins, le soutien et l'éducation nécessaires tout au long de cette épreuve.

Traumatismes et urgences chirurgicales

Les traumatismes et urgences chirurgicales chez l'enfant nécessitent une prise en charge rapide et efficace afin d'éviter des complications potentiellement mortelles. Contrairement aux adultes, les enfants présentent des particularités anatomiques et physiologiques qui peuvent influencer la manifestation des symptômes et la réponse aux traitements. L'infirmier joue un rôle clé dans cette prise en charge d'urgence.

1. Types de traumatismes et urgences:
  - **Traumatismes crâniens:** Concussions, contusions, hémorragies cérébrales.
  - **Traumatismes thoraciques:** Contusions pulmonaires, pneumothorax, hémopneumothorax.
  - **Traumatismes abdominaux:** Lésions des organes internes comme le foie, la rate, l'intestin.
  - **Fractures:** Selon l'emplacement et la gravité, certaines peuvent nécessiter une intervention chirurgicale.
  - **Brûlures:** Évaluation de la profondeur, de la superficie et de la localisation.
  - **Obstructions intestinales aiguës:** Telles que l'invagination intestinale ou une occlusion.
2. Signes et symptômes:
  - **Variabilité:** Les enfants peuvent ne pas manifester de symptômes immédiats malgré une lésion grave.

- **Observation:** Pleurs, agitation, somnolence, ou autres changements de comportement peuvent être des signes d'alerte.

3. Évaluation et diagnostics:
   - **Examen physique rapide:** Évaluation de l'état de conscience, de la respiration, de la circulation.
   - **Imagerie:** Radiographies, échographies, TDM selon la suspicion clinique.
   - **Analyses de laboratoire:** Bilans sanguins pour évaluer la fonction des organes et déceler d'éventuelles hémorragies.

4. Interventions immédiates:
   - **Stabilisation:** Assurer une voie aérienne libre, stabiliser la respiration et la circulation.
   - **Réanimation:** En cas d'arrêt cardio-respiratoire, une réanimation adaptée à l'âge de l'enfant est cruciale.
   - **Gestion de la douleur:** Administration d'antalgiques adaptés et surveillance des effets secondaires.

5. Rôle de l'infirmier:
   - **Tri:** Évaluation rapide de la gravité et orientation vers le bon niveau de soins.
   - **Soins immédiats:** Mise en place de voies veineuses, administration de médicaments, surveillance des paramètres vitaux.
   - **Communication:** Informer les médecins de tout changement de l'état de l'enfant et rassurer la famille.
   - **Préparation à la chirurgie:** Si une intervention est nécessaire, préparer l'enfant et la famille, obtenir les consentements nécessaires.
   - **Soins postopératoires:** Surveillance des signes de complications, gestion de la douleur, éducation pour les soins à domicile.

Les traumatismes et urgences chirurgicales pédiatriques sont des situations stressantes non seulement pour l'enfant et sa famille, mais aussi pour les équipes soignantes. La rapidité d'intervention, la précision du diagnostic, et la qualité des soins sont cruciales. L'infirmier, au cœur de cette prise en charge, doit faire preuve de compétence, de réactivité, et de compassion pour assurer le meilleur devenir possible à l'enfant blessé ou malade.

Chapitre 6:
GÉRER LA DOULEUR
CHEZ L'ENFANT OPÉRÉ

Évaluation de la douleur pédiatrique

La douleur chez l'enfant, souvent sous-estimée ou mal interprétée, est un défi majeur pour les professionnels de santé. Elle est subjective et sa manifestation peut varier en fonction de l'âge, du développement, et de la culture de l'enfant. Une évaluation précise est cruciale pour assurer une prise en charge adaptée et éviter des séquelles psychologiques ou physiologiques.

1. Importance de l'évaluation:
   - **Reconnaissance:** Tout enfant a le droit de bénéficier d'une évaluation de sa douleur.
   - **Impacts potentiels:** La douleur non traitée peut avoir des conséquences sur le développement, le comportement, et la qualité de vie de l'enfant.
2. Difficultés d'évaluation:
   - **Communication:** Les enfants, surtout les plus jeunes, peuvent avoir du mal à exprimer leur douleur.
   - **Manifestations variables:** La douleur peut se manifester par de l'agitation, de la somnolence, de l'irritabilité, ou même un comportement apparemment normal.
3. Outils d'évaluation:
   - **Échelles d'autoévaluation:** Comme l'échelle des visages (Faces Pain Scale) ou l'échelle numérique pour les enfants plus âgés.
   - **Échelles d'hétéroévaluation:** Utilisées pour les enfants qui ne peuvent pas s'autoévaluer, comme

l'échelle FLACC (Face, Legs, Activity, Cry, Consolability).

- **Évaluation comportementale:** Observation des expressions faciales, du tonus corporel, des mouvements.
- **Feedback des parents:** Les parents, souvent très attentifs aux moindres changements de comportement de leur enfant, peuvent fournir des informations précieuses.

4. Facteurs influençant la perception de la douleur:

- **Âge et développement:** Un nourrisson ne manifestera pas sa douleur de la même manière qu'un adolescent.
- **Expériences passées:** Un enfant ayant déjà vécu des expériences douloureuses peut anticiper et ressentir plus intensément une nouvelle douleur.
- **Facteurs culturels:** La manière dont la douleur est exprimée et perçue peut varier selon les cultures.

5. Rôle de l'infirmier:

- **Évaluation régulière:** La douleur doit être évaluée régulièrement et après chaque intervention censée la soulager.
- **Éducation:** Apprendre à l'enfant et à sa famille comment utiliser les outils d'évaluation de la douleur.
- **Advocacy:** L'infirmier doit défendre les droits de l'enfant à une prise en charge adaptée de sa douleur.
- **Interventions:** En fonction de l'évaluation, mettre en place des interventions médicamenteuses ou non médicamenteuses pour soulager la douleur.

L'évaluation de la douleur pédiatrique est à la fois un art et une science. L'infirmier, avec son sens aigu de l'observation et sa proximité avec le patient, est idéalement placé pour assurer cette évaluation et veiller à ce que chaque enfant bénéficie d'une prise en charge adaptée et respectueuse de sa douleur.

Médication et techniques non pharmacologiques

La prise en charge de la douleur et du mal-être chez l'enfant en chirurgie pédiatrique ne repose pas uniquement sur la médication. Des techniques non pharmacologiques, souvent complémentaires, sont de plus en plus reconnues pour leur efficacité. L'approche doit être holistique, adaptée à chaque enfant, et guidée par une évaluation continue de la douleur.

1. Médication:
- **Analgésiques:** Ils sont classés selon leur puissance. On distingue les antalgiques paliers I (paracétamol, ibuprofène), paliers II (codéine), et paliers III (morphine, fentanyl).
- **Antispasmodiques:** Utilisés pour traiter les douleurs viscérales.
- **Anxiolytiques et sédatifs:** Utilisés pour réduire l'anxiété avant une chirurgie ou une procédure douloureuse.
- **Autres:** Comme les antiémétiques pour prévenir ou traiter les nausées et vomissements postopératoires.

2. Techniques non pharmacologiques:
- Techniques physiques:
  - **Chaleur ou froid:** Appliqués localement pour soulager certaines douleurs.
  - **Massage:** Peut réduire la tension musculaire et induire un état de relaxation.
  - **Mobilisation:** Encourager une mobilisation précoce après la chirurgie pour prévenir les complications.
- Stimulation cognitive et distraction:
  - **Livres, jeux, vidéos:** Divertir l'enfant pour détourner son attention de la douleur.

- **Musique:** A des effets calmants et peut réduire l'anxiété et la douleur.
- **Réalité virtuelle:** De plus en plus utilisée pour immerger l'enfant dans un environnement apaisant.
- Techniques de relaxation et de respiration:
  - **Respiration profonde:** Aide à la relaxation et peut améliorer la tolérance à la douleur.
  - **Méditation et visualisation:** Techniques pour amener l'enfant à un état de calme mental.
- Thérapies comportementales et cognitives:
  - **Thérapie par le jeu:** Permet à l'enfant d'exprimer ses craintes et ses angoisses.
  - **Techniques de renforcement:** Encourager l'enfant à adopter des comportements positifs face à la douleur.
- Soutien émotionnel:
  - **Présence parentale:** Le contact avec les parents peut grandement rassurer et apaiser l'enfant.
  - **Soutien psychologique:** Un psychologue peut aider à gérer les traumas ou les angoisses liées à une intervention.

3. Rôle de l'infirmier:
- **Évaluation:** L'infirmier évalue la douleur et les besoins de l'enfant pour choisir la meilleure combinaison de techniques.
- **Administration de médicaments:** Dans le respect des protocoles et avec une surveillance des effets secondaires.
- **Éducation:** Enseigner aux parents et à l'enfant les techniques non pharmacologiques adaptées.
- **Advocacy:** Veiller à ce que l'enfant bénéficie d'une prise en charge globale et respectueuse de ses droits.

L'association de la médication à des techniques non pharmacologiques offre une prise en charge optimale de la douleur et du mal-être de l'enfant. L'infirmier, par sa formation et son expérience, est un acteur clé pour garantir la mise en place et l'efficacité de cette prise en charge.

Importance de la communication avec l'enfant et sa famille

La chirurgie pédiatrique, avec son cortège d'inquiétudes, d'espoirs et de douleurs, est une épreuve tant pour l'enfant que pour sa famille. Au cœur de cette épreuve, la communication se révèle comme un outil essentiel pour le bien-être de l'enfant et le soulagement des proches. L'infirmier, pivot central de l'équipe soignante, joue un rôle majeur pour assurer une communication claire, empathique et transparente.

1. Établir un climat de confiance:
- **Écoute active:** Donner à l'enfant et à sa famille le temps et l'espace pour s'exprimer, poser des questions et partager leurs inquiétudes.
- **Empathie:** Comprendre et respecter les émotions de la famille et de l'enfant, tout en faisant preuve de compassion.
- **Transparence:** Fournir des informations claires et honnêtes, même quand les nouvelles sont difficiles à entendre.

2. Adapter la communication à l'âge et au développement de l'enfant:
- **Enfants en bas âge:** Utiliser des jouets ou des dessins pour expliquer les procédures.
- **Enfants d'âge scolaire:** Expliquer les choses de manière simple et directe, en utilisant des termes adaptés à leur compréhension.
- **Adolescents:** Les impliquer activement dans les décisions concernant leurs soins, respecter leur besoin d'autonomie et d'intimité.

3. Informer sur le déroulement des soins:

   - **Explications claires:** Détailler les procédures, les soins post-opératoires, les médicaments et leurs effets secondaires potentiels.
   - **Anticipation:** Préparer l'enfant et sa famille à ce qu'ils peuvent s'attendre à voir, entendre ou ressentir pendant et après la chirurgie.

4. Soutenir émotionnellement:

   - **Reconnaissance:** Valider les émotions de l'enfant et de sa famille, qu'il s'agisse d'inquiétude, de peur, d'espoir ou de frustration.
   - **Rassurance:** Offrir un soutien constant, rappeler que l'équipe médicale est là pour veiller au bien-être de l'enfant.

5. Encourager la participation de la famille:

   - **Décision collaborative:** Impliquer les parents dans les décisions concernant les soins de leur enfant, respecter leurs choix et leurs valeurs.
   - **Éducation:** Enseigner aux parents comment ils peuvent aider à soulager la douleur ou l'anxiété de leur enfant, ou comment prendre soin de lui à la maison après la chirurgie.

6. Gérer les situations difficiles:

   - **Mauvaises nouvelles:** Aborder avec délicatesse, mais sans détour, les nouvelles qui peuvent être bouleversantes pour la famille.
   - **Désaccords:** Respecter les opinions de la famille, chercher à comprendre la source de leurs préoccupations et trouver des compromis.

La communication est bien plus qu'une simple transmission d'informations. C'est un échange qui, lorsqu'il est bien mené, renforce le lien de confiance entre l'enfant, sa famille et l'équipe soignante. L'infirmier, par son contact constant avec la famille et l'enfant, est souvent en première ligne pour assurer cette communication de qualité, essentielle pour une prise en charge optimale.

Chapitre 7:
LES DÉFIS ÉMOTIONNELS ET PSYCHOLOGIQUES

Comprendre l'anxiété et la peur de l'enfant

Chaque enfant est un univers en soi, avec ses propres perceptions, ses ressentis et son imaginaire. Face à l'inconnu d'une intervention chirurgicale, l'enfant, quel que soit son âge, peut ressentir de l'anxiété et de la peur. Comprendre ces sentiments est primordial pour les professionnels de santé, afin d'apporter un soutien adapté et une prise en charge optimale.

1. Sources de l'anxiété et de la peur:
  - **Peur de la séparation:** Particulièrement marquée chez les jeunes enfants, la peur d'être séparé de ses parents peut être intense.
  - **Crainte de l'inconnu:** Ne pas savoir ce qui va se passer pendant l'opération, ou comment on se sentira après, peut être source d'angoisse.
  - **Peur de la douleur:** L'enfant peut redouter les douleurs post-opératoires, ou même les petites piqûres.
  - **Mythes et imagination:** Les idées reçues, les histoires entendues, ou simplement l'imaginaire peuvent amplifier les peurs.
2. Manifestations de l'anxiété chez l'enfant:
  - **Changements comportementaux:** Irritabilité, repli sur soi, agressivité, ou encore des comportements régressifs comme le retour au pipi au lit.
  - **Symptômes physiques:** Maux de ventre, nausées, maux de tête, tremblements, etc.

- **Troubles du sommeil:** Difficulté à s'endormir, cauchemars, réveils nocturnes.
3. L'influence de l'âge et du développement:
    - **Bébés et tout-petits:** Ils peuvent surtout réagir à la séparation d'avec leurs parents et être perturbés par le changement d'environnement.
    - **Enfants d'âge préscolaire:** Ils peuvent avoir du mal à distinguer la réalité de l'imaginaire, d'où l'importance des explications simples et rassurantes.
    - **Enfants d'âge scolaire:** Curieux, ils poseront des questions et voudront comprendre. Ils peuvent aussi craindre d'avoir fait quelque chose de mal pour mériter cette intervention.
    - **Adolescents:** Soucieux de leur indépendance, ils peuvent craindre de perdre leur autonomie ou être préoccupés par les cicatrices et l'impact esthétique.
4. Le rôle crucial des professionnels de santé:
    - **Écoute et validation:** Il est important de reconnaître et de valider les sentiments de l'enfant, sans les minimiser.
    - **Préparation préopératoire:** Visiter le bloc opératoire, rencontrer l'équipe, ou même toucher certains instruments peut aider à démystifier l'expérience.
    - **Techniques de relaxation:** Respiration profonde, visualisation, ou encore écoute de musique peuvent aider à apaiser l'enfant.
    - **Présence rassurante:** Dans la mesure du possible, permettre aux parents d'être présents le plus longtemps possible avant l'opération.
5. Collaboration avec les parents:
    - **Partenaires de soin:** Les parents connaissent leur enfant mieux que quiconque et peuvent donner des indications précieuses sur comment le rassurer.
    - **Éducation:** Les informer pour qu'ils puissent à leur tour rassurer et informer leur enfant de façon appropriée.

Comprendre l'anxiété et la peur chez l'enfant face à une chirurgie est essentiel pour humaniser son parcours de soins. Cette compréhension, alliée à une prise en charge adaptée, contribue non seulement au bien-être psychologique de l'enfant, mais peut aussi influencer positivement sa récupération physique.

Techniques de distraction et de réassurance

La distraction et la réassurance sont des outils essentiels dans l'arsenal du soignant pour atténuer l'anxiété et la peur chez l'enfant. Ces méthodes peuvent améliorer l'expérience chirurgicale de l'enfant, faciliter la coopération et même potentiellement accélérer la guérison. Voici une exploration détaillée des techniques utilisées et de leur importance.

1. L'art de la distraction:
    Jouets et objets familiers: Apporter un jouet préféré, une peluche ou une couverture de l'enfant peut lui fournir un sentiment de sécurité et de familiarité.
    Livres et histoires: Lire une histoire ou regarder un livre d'images peut détourner l'attention de l'enfant de son environnement médical.
    Jeux et activités: Des puzzles, des coloriages ou d'autres jeux simples peuvent occuper l'esprit de l'enfant.
    Multimédia: Les tablettes, les films ou la musique peuvent être des outils de distraction efficaces, surtout pour les enfants plus âgés.
2. Techniques de relaxation:
    Respiration profonde: Encourager l'enfant à prendre des respirations profondes et contrôlées peut l'aider à se calmer.

- **Visualisation:** Guider l'enfant à imaginer un lieu ou une situation où il se sent heureux et en sécurité.
- **Techniques tactiles:** Un massage doux ou simplement tenir la main de l'enfant peut offrir du réconfort.

3. Communication rassurante:
   - **Langage adapté:** Utiliser des termes simples et éviter le jargon médical. Transformer des termes médicaux effrayants en descriptions plus amicales (par exemple, "dodo spécial" pour "anesthésie").
   - **Explication honnête:** Informer l'enfant de ce qui va se passer d'une manière qu'il peut comprendre, sans pour autant le submerger d'informations.
   - **Feedback positif:** Féliciter l'enfant pour son courage ou sa coopération renforce sa confiance.

4. Implication des parents:
   - **Présence rassurante:** Si possible, permettre aux parents d'être à côté de leur enfant durant certaines étapes, comme la préparation ou le réveil.
   - **Guidance:** Enseigner aux parents des techniques de réassurance qu'ils peuvent utiliser eux-mêmes.

5. Environnement adapté:
   - **Décor:** Personnaliser la chambre ou la salle d'opération avec des couleurs vives, des affiches ou des jouets peut rendre l'environnement moins intimidant.
   - **Routine:** Maintenir une certaine routine, similaire à celle de la maison, peut aider l'enfant à se sentir plus à l'aise.

La distraction et la réassurance ne sont pas simplement des "astuces" pour calmer un enfant anxieux. Ce sont des techniques éprouvées qui peuvent avoir un impact profond sur l'expérience globale de l'enfant, son niveau de stress et, par conséquent, sur sa récupération. L'infirmier, en tant que lien constant entre l'enfant, sa famille et l'équipe médicale, est idéalement placé pour mettre en œuvre ces techniques et pour assurer une prise en charge holistique de l'enfant.

Travailler en étroite collaboration avec les parents

Le parcours chirurgical d'un enfant ne se limite pas à une interaction entre l'enfant et l'équipe médicale. Les parents, ou tuteurs, jouent un rôle essentiel et central. Leur implication, leurs inquiétudes, leur soutien et leur collaboration sont autant d'éléments qui peuvent influencer l'expérience et la récupération de l'enfant. C'est pourquoi l'infirmier, en tant que pivot de la prise en charge, se doit de travailler en étroite collaboration avec eux.

1. La position unique des parents:
   Connaissances profondes: Les parents connaissent leur enfant mieux que quiconque. Leurs observations, leurs ressentis et leurs préoccupations peuvent fournir des informations précieuses à l'équipe médicale.
   Soutien émotionnel: La présence et le réconfort des parents sont souvent la meilleure source de réassurance pour l'enfant.
2. La communication, clé de voûte de la collaboration:
   Écouter activement: Prendre le temps d'écouter les préoccupations, les questions et les inquiétudes des parents. Cela renforce leur sentiment d'être impliqués et respectés.
   Informer régulièrement: Offrir des mises à jour régulières sur l'état de l'enfant, le déroulement de la chirurgie ou les étapes suivantes. Une communication transparente réduit les malentendus et les inquiétudes.
   Utiliser un langage accessible: S'assurer que les parents comprennent bien la terminologie médicale et les enjeux.

3. Impliquer les parents dans les soins:

    Préparation: Les parents peuvent aider à préparer l'enfant, que ce soit physiquement (bains, jeûne) ou émotionnellement (discussions, rassurance).

    Participation active: Selon la situation, les parents peuvent être encouragés à être présents pendant certaines procédures, comme la pose d'une perfusion ou même dans la salle de réveil après l'opération.

    Suivi postopératoire: Les parents jouent un rôle crucial dans le suivi des soins à domicile, la gestion des médicaments, ou la surveillance des signes postopératoires.

4. Soutenir les parents eux-mêmes:

    Reconnaître leurs émotions: Une chirurgie est souvent une source de stress intense pour les parents. Reconnaître leurs peurs et leurs inquiétudes est essentiel.

    Fournir des ressources: Que ce soit des groupes de soutien, des lectures ou des contacts pour des consultations psychologiques, il est crucial d'accompagner aussi les parents.

5. Anticiper et gérer les désaccords:

    Médiation: En cas de désaccord entre les parents et l'équipe médicale, l'infirmier peut jouer un rôle de médiateur pour trouver une solution.

    Ethique et respect: Toutes les décisions doivent être prises dans le meilleur intérêt de l'enfant, tout en respectant les droits et les opinions des parents.

Travailler en étroite collaboration avec les parents ne simplifie pas seulement le processus chirurgical pour l'enfant; cela renforce la confiance, améliore la communication et optimise les résultats. L'infirmier, en établissant ce lien solide avec les parents, assure une prise en charge complète et empathique, essentielle à une expérience chirurgicale positive pour l'enfant.

Chapitre 8:
LA COMMUNICATION AVEC LA FAMILLE

Informer sans alarmer

Informer sans alarmer est un véritable art que tout professionnel de santé, en particulier l'infirmier, doit maîtriser. Lorsqu'on travaille dans un environnement médical, en particulier en chirurgie pédiatrique, le besoin d'information des familles est vital, tout autant que la nécessité de préserver un environnement serein pour l'enfant et ses proches. Voici une exploration de cette délicate équation.

1. Comprendre le besoin d'information :
   - **L'importance de la clarté :** Les parents veulent savoir ce qui se passe, quels sont les enjeux, les risques et les bénéfices. Un manque d'information peut engendrer de l'incertitude, de la méfiance ou des idées fausses.
   - **L'angoisse de l'inconnu :** Le proverbe "Mieux vaut le diable que l'on connaît que celui que l'on ne connaît pas" s'applique ici. L'inconnu est souvent plus effrayant que la réalité.
2. Les bases de la communication efficace :
   - **Adopter un langage simple :** Les termes médicaux peuvent être déroutants. Il est essentiel d'utiliser un langage clair et accessible.
   - **Vérifier la compréhension :** Demander régulièrement si les parents ont des questions ou s'ils souhaitent qu'on leur réexplique certains points permet d'éviter les malentendus.
   - **Rester factuel :** Se concentrer sur les faits, les procédures et ce que l'on sait. Éviter les spéculations.

3. Équilibrer l'information :

   Positivité et réalité : Il est crucial de souligner les aspects positifs tout en étant honnête sur les risques ou les complications possibles. Il s'agit de présenter un tableau équilibré.

   Séquencer l'information : Trop d'informations en une seule fois peuvent submerger. Il est souvent judicieux de donner les informations par étapes, en fonction de leur pertinence immédiate.

4. Utiliser des outils visuels :

   Supports écrits : Fournir des brochures ou des fiches récapitulatives peut aider les familles à digérer l'information à leur propre rythme.

   Matériel interactif : Dans certains cas, montrer des vidéos, des schémas ou des modèles peut être bénéfique pour clarifier des concepts ou des procédures.

5. Le pouvoir de l'empathie :

   Reconnaître les émotions : L'infirmier doit être attentif aux émotions des parents et de l'enfant, et adapter son approche en conséquence.

   Offrir du réconfort : Un simple geste, comme toucher le bras ou offrir un sourire, peut atténuer l'anxiété.

6. Encourager le dialogue :

   Créer un environnement ouvert : Encourager les parents et l'enfant à poser des questions ou à exprimer leurs préoccupations permet d'identifier et d'aborder les sujets qui les préoccupent le plus.

Informer sans alarmer est une compétence essentielle pour l'infirmier en chirurgie pédiatrique. Par une communication transparente, empathique et bienveillante, il est possible de créer un environnement de confiance, essentiel pour le bien-être de l'enfant et la sérénité de ses proches.

Écouter et répondre aux préoccupations

L'écoute active et la réponse adéquate aux préoccupations des patients et de leurs familles est un aspect fondamental du rôle infirmier, particulièrement en chirurgie pédiatrique. Dans ce contexte souvent stressant, où l'enfant et ses parents peuvent être vulnérables, l'infirmier se positionne en tant que pilier rassurant, prêt à offrir du soutien, de la clarté et une oreille attentive. Voici comment aborder ce défi avec empathie et professionnalisme.

1. Reconnaître l'importance de l'écoute :
   - **Établir un lien de confiance :** L'écoute active est le premier pas pour établir un rapport de confiance avec la famille.
   - **Comprendre pour mieux agir :** En écoutant attentivement, l'infirmier peut adapter ses interventions aux besoins spécifiques de l'enfant et de sa famille.
2. Techniques d'écoute active :
   - **Maintenir un contact visuel :** Cela montre à l'interlocuteur que l'on est pleinement présent et engagé dans la conversation.
   - **Adopter une posture ouverte :** Une position corporelle ouverte et non menaçante favorise le dialogue.
   - **Réfuter les distractions :** Assurer un environnement calme et se concentrer pleinement sur la conversation permet de montrer son respect envers l'interlocuteur.
3. Valider les sentiments et les préoccupations :
   - **Reconnaissance :** Par des phrases comme "Je comprends votre inquiétude" ou "C'est tout à fait normal de se sentir ainsi", l'infirmier valide les émotions des parents ou de l'enfant.
   - **Reformulation :** Reprendre ce qui a été dit avec ses propres mots permet d'assurer une bonne

compréhension et montre que l'on a écouté attentivement.

4. Apporter des réponses adaptées :
   Informer : Parfois, les préoccupations naissent d'un manque d'information. Dans ce cas, apporter des éclaircissements peut être très rassurant.
   Orienter : Si l'infirmier ne détient pas la réponse, il doit orienter la famille vers le professionnel adéquat (médecin, spécialiste, psychologue...).
5. Gérer les préoccupations émotionnelles :
   Offrir du soutien : Un simple geste de compassion, une épaule sur laquelle se reposer ou des mots rassurants peuvent avoir un impact significatif.
   Suggérer des ressources : Dans le cas de préoccupations profondes ou durables, il peut être pertinent de suggérer des groupes de soutien, des consultations psychologiques ou d'autres ressources d'aide.
6. Clôture de la discussion :
   Récapituler : À la fin de la conversation, résumer brièvement les points abordés pour s'assurer que tout a été bien compris.
   Encourager le dialogue futur : Remarquer que la porte est toujours ouverte pour d'autres questions ou préoccupations rassure la famille.

L'art d'écouter et de répondre aux préoccupations demande de la pratique, de l'empathie et de la patience. Dans le contexte tendu de la chirurgie pédiatrique, cette compétence est essentielle pour assurer le bien-être émotionnel de l'enfant et de sa famille, et pour établir un climat de confiance propice à une prise en charge optimale.

Gérer les attentes et les situations difficiles

La gestion des attentes est cruciale en chirurgie pédiatrique. Les émotions sont exacerbées, et l'infirmier est souvent le premier interlocuteur des familles, en première ligne pour répondre aux questions et apaiser les craintes. Cela va bien au-delà du simple acte médical : c'est un équilibre délicat entre compassion, réalité clinique et communication. Voici une approche pour naviguer au mieux dans ce dédale émotionnel.

1. Clarification préalable des attentes :

   Définir clairement le processus : Expliquer les étapes de la chirurgie, les possibles complications et la période de récupération peut aider à aligner les attentes des parents avec la réalité.

   Aborder la variabilité des résultats : Chaque enfant est unique, et les résultats peuvent varier. Il est essentiel de préparer les familles à cette éventualité.

2. Cultiver une communication transparente :

   Honnêteté bienveillante : Il est crucial d'être honnête tout en restant sensible à la détresse émotionnelle de la famille.

   Disponibilité : Se rendre disponible pour répondre aux questions, aussi nombreuses soient-elles, montre un engagement réel envers le bien-être de l'enfant et de sa famille.

3. Techniques de gestion des émotions :

   Empathie : Se mettre à la place des parents, reconnaître leurs peurs et leurs espoirs, et y répondre avec compassion.

   Affirmation positive : Mettre l'accent sur les aspects positifs tout en restant réaliste.

4. Anticiper les situations difficiles :

Préparation : Si on sait qu'une nouvelle ou une étape sera difficile à encaisser pour la famille, il convient de préparer le terrain en douceur.

Support émotionnel : L'accompagnement par un psychologue ou un travailleur social peut être bénéfique dans les situations particulièrement éprouvantes.

5. Gestion des imprévus :

Restez calme : Face à une situation inattendue, un infirmier doit rester le phare de sérénité pour l'enfant et la famille.

Collaboration interprofessionnelle : Faire appel à l'équipe médicale pour obtenir des éclaircissements ou de l'aide peut s'avérer nécessaire.

6. Aborder les mauvaises nouvelles :

Choisir le bon moment et le bon environnement : Privilégier un endroit calme, sans distractions, où la famille se sentira à l'aise pour réagir et poser des questions.

Soyez direct, mais doux : Tourner autour du pot peut augmenter l'anxiété. Il est préférable d'aller droit au but tout en faisant preuve de délicatesse.

7. Encourager la résilience et le soutien :

Orientation vers des ressources : Suggérer des groupes de soutien, des thérapies ou d'autres ressources qui peuvent aider les familles à gérer le stress et l'incertitude.

Célébrer les petites victoires : Chaque étape franchie, chaque progrès, même mineur, est une victoire qui mérite d'être reconnue et célébrée.

Naviguer dans le monde complexe de la chirurgie pédiatrique avec ses multiples attentes et défis émotionnels est une tâche ardue. Cependant, avec une communication attentive, une empathie réelle et une solide préparation, l'infirmier peut jouer un rôle central pour aider les familles à traverser ces épreuves avec force et espoir.

Chapitre 9:
LES SOINS AUX NOUVEAU-NÉS ET PRÉMATURÉS

Les défis spécifiques de la chirurgie néonatale

La chirurgie néonatale, qui se concentre sur le traitement des nourrissons durant le premier mois de vie, est l'un des domaines les plus délicats et complexes de la chirurgie pédiatrique. Ces petits patients présentent des défis uniques tant du point de vue médical qu'émotionnel. Dans cette section, nous aborderons les spécificités et les défis associés à cette discipline délicate.

1. Vulnérabilité physiologique du nouveau-né :
   - **Systèmes organiques immatures :** Les organes du nouveau-né, en particulier le cœur, les poumons et le cerveau, sont encore en développement, ce qui peut compliquer la chirurgie et la récupération.
   - **Homéostasie fragile :** Les nouveau-nés ont une capacité limitée à réguler la température, l'équilibre hydrique et électrolytique, ce qui nécessite une surveillance étroite.
2. Défis anesthésiques :
   - **Dosages adaptés :** Les médicaments anesthésiques doivent être soigneusement dosés en fonction du poids et de la physiologie spécifique du nourrisson.
   - **Gestion des voies respiratoires :** Les voies respiratoires des nouveau-nés sont plus petites et plus malléables, nécessitant une expertise particulière pour l'intubation.

3. Dimensions miniatures :

Instruments chirurgicaux adaptés : La taille réduite du nouveau-né nécessite des instruments spécialement conçus pour la chirurgie néonatale.

Précision accrue : Les petites tailles impliquent des marges d'erreur plus faibles, nécessitant une grande précision et dextérité.

4. Pathologies spécifiques :

Malformations congénitales : Les nouveau-nés peuvent présenter des anomalies congénitales qui requièrent une intervention chirurgicale, comme des malformations cardiaques ou intestinales.

Conditions génétiques : Certains syndromes génétiques peuvent nécessiter une intervention chirurgicale précoce.

5. Défis émotionnels et psychologiques :

Anxiété parentale accrue : La perspective d'une chirurgie sur un être si jeune et fragile peut être extrêmement stressante pour les parents.

Communication délicate : Expliquer des concepts médicaux complexes à des parents émotionnellement bouleversés nécessite tact et empathie.

6. Enjeux postopératoires :

Surveillance accrue : Les nouveau-nés opérés nécessitent une surveillance postopératoire intense pour détecter rapidement tout signe de complication.

Soutien nutritionnel : La nutrition est essentielle pour la croissance et la guérison du nouveau-né, ce qui peut nécessiter des techniques d'alimentation spécialisées.

7. Éthique et décision médicale :

Décisions de traitement : La décision d'opérer ou non un nouveau-né, surtout en cas de pronostic incertain, peut être lourdement chargée d'implications éthiques.

Consentement éclairé : Assurer que les parents comprennent pleinement les risques, les avantages et les alternatives est crucial.

La chirurgie néonatale est un domaine où l'expertise médicale rencontre profondément l'humanité. Chaque décision, chaque intervention est lourde de conséquences et demande une combinaison d'excellence technique, de jugement clinique et de compassion. C'est un domaine où l'infirmier joue un rôle essentiel en tant que gardien du bien-être du patient et soutien inestimable pour la famille.

Prise en charge des prématurés: spécificités et précautions

Les prématurés, souvent définis comme les nourrissons nés avant 37 semaines de gestation, sont particulièrement vulnérables et nécessitent des soins spécifiques. Leur prise en charge est un équilibre délicat entre la technologie médicale de pointe et une attention bienveillante aux détails. Voici un aperçu des spécificités et des précautions à prendre lors de la prise en charge de ces petits patients.

1. Fragilité physiologique :
   Systèmes immatures : Les organes des prématurés, tels que les poumons, le cerveau, le cœur et le système digestif, ne sont pas encore pleinement développés, ce qui peut les exposer à diverses complications.
   Thermorégulation : Les prématurés ont du mal à maintenir leur température corporelle, nécessitant des incubateurs pour les aider à conserver une chaleur stable.
2. Risques associés à la prématurité :
   Maladie des membranes hyalines : Un trouble respiratoire dû à un manque de surfactant pulmonaire.

- **Entérocolite nécrosante :** Une affection intestinale potentiellement mortelle.
- **Hémorragie intraventriculaire :** Une hémorragie cérébrale qui peut entraîner des handicaps à long terme.
- **Rétinopathie du prématuré :** Une maladie oculaire pouvant entraîner la cécité.

3. Approche nutritionnelle :
- **Besoins caloriques accrus :** Les prématurés ont des besoins caloriques proportionnellement plus élevés pour soutenir leur croissance rapide.
- **Alimentation par sonde :** Beaucoup ne peuvent pas être nourris par voie orale initialement, nécessitant une alimentation par sonde.

4. Précautions dans les soins :
- **Manipulations minimales :** Les prématurés doivent être manipulés le moins possible pour éviter le stress et la stimulation excessive.
- **Protection contre les infections :** Leur système immunitaire étant immature, ils sont plus susceptibles aux infections. Une hygiène stricte est cruciale.
- **Surveillance constante :** Des moniteurs sont généralement utilisés pour surveiller la fréquence cardiaque, la saturation en oxygène, la pression artérielle et la température.

5. Soutien respiratoire :
- **Ventilation :** Beaucoup nécessitent une assistance respiratoire, que ce soit par CPAP (pression positive continue des voies respiratoires) ou par ventilation mécanique.
- **Surfactant :** Certains peuvent nécessiter des traitements au surfactant pour aider leurs poumons à fonctionner correctement.

6. Aspects émotionnels et psychologiques :
- **Parents en détresse :** La naissance d'un enfant prématuré peut être traumatisante pour les parents, nécessitant un soutien émotionnel et psychologique.

- **Interaction parent-prématuré :** Malgré l'environnement clinique, il est essentiel d'encourager la peau à peau, l'allaitement et d'autres formes d'interaction.

7. Précautions pharmacologiques :
- **Médicaments adaptés :** Les dosages doivent être ajustés en fonction du poids et de la physiologie du prématuré.
- **Surveillance des effets secondaires :** Les prématurés peuvent être plus sensibles aux médicaments, nécessitant une surveillance étroite.

8. Préparation à la sortie :
- **Critères de sortie :** Avant d'être renvoyés à la maison, les prématurés doivent atteindre certains jalons, comme prendre du poids régulièrement et maintenir la température corporelle.
- **Soutien à domicile :** Les parents peuvent nécessiter une formation sur les soins à domicile, la RCP pour nourrissons et la surveillance des signes de complications.

La prise en charge des prématurés est une responsabilité immense, demandant à la fois des compétences cliniques pointues et une immense compassion. L'infirmier joue un rôle central en assurant que ces petits patients reçoivent les meilleurs soins possibles tout en soutenant leurs familles dans ce voyage souvent tumultueux.

Collaboration avec les unités de soins intensifs néonatals

Les unités de soins intensifs néonatals (USIN) sont conçues pour répondre aux besoins des nourrissons qui nécessitent une surveillance et des soins spécialisés, en particulier les prématurés et ceux présentant des conditions médicales complexes dès la naissance. La collaboration étroite entre les infirmiers en chirurgie pédiatrique et l'équipe de l'USIN est cruciale pour garantir la continuité et la qualité des soins. Plongeons-nous dans les différents aspects de cette collaboration essentielle.

1. Transition des soins :

Admission à l'USIN : Après une intervention chirurgicale, de nombreux nourrissons peuvent nécessiter une surveillance intensive. La coordination entre les équipes garantit une transition en douceur vers l'USIN.

Retour à la chirurgie pédiatrique : Une fois que le nourrisson s'est stabilisé, il peut retourner dans l'unité de chirurgie pour une surveillance postopératoire continue.

2. Partage d'informations :

Échanges réguliers : Les mises à jour régulières sur l'état du patient et les plans de soins sont cruciales pour garantir une prise en charge cohérente.

Dossiers médicaux : L'accès aux dossiers médicaux partagés, y compris les images, les résultats des tests et les notes chirurgicales, favorise une prise de décision éclairée.

3. Planification des interventions :

Programmation chirurgicale : En collaboration avec l'USIN, les interventions peuvent être planifiées en fonction de l'état de santé global du nourrisson et des ressources disponibles.

Préparation préopératoire : L'équipe de l'USIN joue un rôle essentiel dans la préparation des nourrissons à la chirurgie, notamment en stabilisant leur état et en assurant une nutrition adéquate.

4. Formation et éducation :

Formations conjointes : Les sessions de formation conjointes peuvent renforcer les compétences de toutes les équipes, en mettant l'accent sur les dernières avancées en matière de soins néonatals et chirurgicaux.

- **Éducation des parents :** Les deux équipes peuvent collaborer pour éduquer les parents sur les soins postopératoires et les besoins spécifiques de leur enfant.

5. Recherche et développement :

- **Études conjointes :** Les USIN et les unités de chirurgie pédiatrique peuvent collaborer à des études cliniques pour améliorer les techniques chirurgicales, les stratégies de prise en charge et les résultats pour les nourrissons.
- **Protocoles de soins :** En se basant sur les données actuelles, les équipes peuvent élaborer et réviser les protocoles pour assurer les meilleurs soins possibles.

6. Soutien psychosocial :

- **Soutien aux familles :** La collaboration entre les équipes permet de fournir un soutien psychosocial complet aux familles, en les aidant à naviguer dans les défis émotionnels de la chirurgie et des soins intensifs.
- **Débriefings inter-équipes :** Les réunions régulières permettent aux membres des équipes de discuter des cas difficiles, d'offrir un soutien mutuel et de réfléchir à des améliorations.

La collaboration entre les infirmiers en chirurgie pédiatrique et l'équipe de l'USIN est une symbiose visant à offrir une prise en charge holistique des nourrissons. Cette relation interdépendante garantit que chaque enfant reçoit les soins les plus complets et les plus attentifs possible, en tirant parti de l'expertise collective pour favoriser les meilleurs résultats.

Chapitre 10:
TECHNIQUES DE RÉANIMATION PÉDIATRIQUE

Principes fondamentaux de la RCP chez l'enfant

La réanimation cardio-pulmonaire (RCP) est une compétence vitale pour tous les professionnels de la santé, et plus encore lorsqu'il s'agit de pédiatrie. Les enfants ne sont pas de "petits adultes", et leurs besoins spécifiques en matière de RCP diffèrent considérablement de ceux des adultes. Voici un aperçu des principes fondamentaux de la RCP chez l'enfant :

1. Évaluation rapide :
   Conscience : Vérifiez rapidement si l'enfant est conscient en le secouant doucement ou en lui parlant.
   Respiration : Observez si l'enfant respire normalement. S'il ne respire pas ou s'il respire anormalement, la RCP doit être initiée immédiatement.
2. Appeler à l'aide :
   Si vous êtes seul, commencez la RCP pendant une minute avant de chercher de l'aide. Si d'autres sont à proximité, demandez-leur d'appeler une ambulance immédiatement.
3. Compression thoracique :
   Placez-vous à côté de la poitrine de l'enfant. Avec un enfant plus grand, utilisez vos deux mains pour effectuer les compressions; pour un bébé ou un tout-petit, utilisez seulement deux doigts.
   Les compressions doivent être effectuées à un rythme d'environ 100-120 par minute.

73

La profondeur des compressions devrait être d'au moins un tiers de la profondeur de la poitrine de l'enfant.

4. Ventilations :

Après 30 compressions, effectuez 2 insufflations, en veillant à ce que la poitrine de l'enfant se soulève à chaque insufflation.

Chez les nourrissons, il est recommandé d'utiliser la technique bouche-à-bouche et nez. Pour les enfants plus âgés, la technique bouche-à-bouche est privilégiée.

5. Utilisation d'un défibrillateur :

Si un défibrillateur automatisé externe (DAE) est disponible, utilisez-le dès que possible. Les DAE pédiatriques ont des électrodes spécifiques pour enfants.

Suivez les instructions du DAE. Si un choc est recommandé, assurez-vous que personne ne touche l'enfant.

6. Alternance des cycles :

Continuez d'alterner 30 compressions avec 2 insufflations.

Si vous êtes seul, effectuez deux minutes de RCP avant de chercher à nouveau de l'aide ou un DAE.

Si deux secouristes sont présents, l'un réalise les compressions tandis que l'autre effectue les insufflations, en alternant toutes les deux minutes.

7. Évaluation continue :

Interruption minimale : Essayez de minimiser les interruptions pendant la RCP.

Surveillez les signes de retour à la circulation spontanée, comme le mouvement ou la reprise de la respiration normale.

8. Spécificités pédiatriques :

La cause la plus fréquente d'arrêt cardiaque chez les enfants est une insuffisance respiratoire ou un choc, et non un problème cardiaque primaire.

Les efforts initiaux devraient mettre l'accent sur une ventilation adéquate ainsi que sur des compressions de haute qualité.

9. Formation et mise à jour :

Les recommandations et les techniques de RCP évoluent avec le temps. Il est essentiel de se former régulièrement et de se tenir informé des dernières directives.

La RCP chez l'enfant est une compétence qui peut sauver des vies. Comprendre les nuances et les particularités de la RCP pédiatrique est crucial pour offrir les meilleurs soins possibles en situation d'urgence.

Gestion des voies respiratoires et ventilation

La gestion des voies respiratoires est primordiale lors de la prise en charge d'un enfant en détresse ou en arrêt respiratoire. Les spécificités anatomiques et physiologiques pédiatriques requièrent une approche adaptée. Explorons les éléments essentiels de cette gestion.

1. Reconnaissance de la détresse respiratoire :

Signes d'effort respiratoire accru : tirage, battement des ailes du nez, geignement expiratoire.

Cyanose, pâleur ou changements de couleur de la peau.

Modifications du comportement : agitation ou léthargie.

2. Positionnement :

Assurez-vous que la tête et le cou de l'enfant sont en position neutre.

- Utilisez des cales ou des oreillers pour surélever la tête chez les enfants plus âgés, en veillant à ne pas hyperextender ni flexer excessivement le cou.

3. Dégagement des voies respiratoires :
   - **Techniques manuelles :** Pour les nourrissons, utilisez une légère extension de la tête. Pour les enfants plus âgés, utilisez la technique du menton levé ou de la subluxation mandibulaire.
   - **Aspiration :** Retirez rapidement les sécrétions, le vomi ou les corps étrangers à l'aide d'un aspirateur.

4. Oxygénothérapie :
   - Administrez de l'oxygène à haut débit à l'aide d'un masque ou d'une canule nasale selon la gravité de la détresse.
   - Surveillez continuellement la saturation en oxygène et ajustez l'administration d'oxygène en conséquence.

5. Ventilation au masque :
   - En cas d'arrêt respiratoire ou de respiration insuffisante, utilisez un ballon auto-remplissant avec un masque de taille appropriée.
   - Assurez-vous d'obtenir une bonne étanchéité du masque sur le visage de l'enfant.
   - Fournissez des insufflations douces, suffisantes pour faire lever le thorax, à un rythme approprié à l'âge.

6. Intubation trachéale :
   - Elle peut être nécessaire en cas d'incapacité à ventiler adéquatement avec un masque ou si une protection des voies respiratoires est requise.
   - Sélectionnez un tube de taille appropriée et confirmez le placement correct à l'aide de méthodes cliniques et instrumentales.
   - Fixez le tube trachéal de manière sécurisée pour éviter tout déplacement.

7. Ventilation mécanique :
   - Si l'enfant ne peut maintenir une ventilation adéquate, une ventilation mécanique pourrait être nécessaire.

Les paramètres ventilatoires doivent être adaptés à la taille, à l'âge et à la pathologie sous-jacente de l'enfant.

8. Surveillances et évaluations continues :

Monitorage continu de la fréquence cardiaque, de la saturation en oxygène, de la fréquence respiratoire et de la tension artérielle.

Écoutez régulièrement les bruits respiratoires pour détecter toute anomalie ou obstruction.

9. Complications :

Soyez vigilant quant aux complications potentielles comme le pneumothorax, l'œdème pulmonaire ou les lésions liées à l'intubation.

10. Formation et compétence :

La gestion des voies respiratoires chez l'enfant nécessite une formation spécifique et une mise à jour régulière des compétences.

La gestion des voies respiratoires chez l'enfant est une compétence fondamentale pour les professionnels de santé. Une intervention rapide, appropriée et efficace peut faire la différence entre la vie et la mort.

Scénarios d'urgence courants en salle d'opération

Dans la salle d'opération pédiatrique, les professionnels de santé peuvent rencontrer un éventail de situations d'urgence. Ces scénarios exigent une préparation minutieuse, une coordination d'équipe, et des interventions rapides pour assurer la sécurité et le bien-être de l'enfant. Voici quelques-uns des scénarios d'urgence les plus couramment rencontrés:

1. Difficulté de ventilation / Intubation :
- Etiologies possibles : anomalie anatomique, obstruction des voies respiratoires, œdème laryngé, bronchospasme.
- Interventions : Repositionnement, utilisation de dispositifs alternatifs d'intubation, médicaments bronchodilatateurs, chirurgie d'urgence si nécessaire.

2. Réaction anaphylactique :
- Déclencheurs courants : médicaments, produits sanguins, latex.
- Interventions : Arrêter l'agent causal, administrer de l'adrénaline, des antihistaminiques et des stéroïdes, assurer la voie aérienne et une ventilation adéquate.

3. Arrêt cardiaque intraopératoire :
- Causes possibles : hypoxie, embolie gazeuse, hyperkaliémie, overdose d'anesthésiques.
- Interventions : RCP, médications d'urgence, détection et traitement de la cause sous-jacente.

4. Perte sanguine massive :
- Causes possibles : hémorragie chirurgicale, troubles de la coagulation.
- Interventions : Transfusion sanguine, chirurgie hémostatique, médicaments pour favoriser la coagulation.

5. Embolie gazeuse :
- Interventions : Positionnement en décubitus latéral gauche, aspiration à travers un cathéter central, hyperbarie avec oxygène 100%.

6. Hyperthermie maligne :
- Déclencheurs courants : agents anesthésiques volatils, relaxants musculaires dépolarisants.
- Interventions : Arrêt des agents déclencheurs, refroidissement actif du patient, dantrolène intraveineux.

7. Bradycardie ou tachycardie :
- Causes possibles : hypoxie, hypercapnie, stimulation chirurgicale, troubles électrolytiques.

Interventions : Atropine pour la bradycardie, s'attaquer à la cause sous-jacente pour la tachycardie.

8. Pneumothorax tension :

Signes : Hypotension, diminution des bruits respiratoires d'un côté, déviation trachéale.

Interventions : Insertion d'une aiguille ou d'un cathéter dans l'espace pleural, puis mise en place d'un drain thoracique.

9. Lésion nerveuse périopératoire :

Causes possibles : Positionnement incorrect, compression ou étirement nerveux.

Interventions : Repositionnement, évaluation neurologique postopératoire, suivi et rééducation si nécessaire.

10. Aspiration pulmonaire :

Causes possibles : Reflux gastrique pendant l'intubation, absence de jeûne préopératoire.

Interventions : Ventilation avec de l'oxygène à 100%, bronchoscopie si nécessaire, antibiotiques prophylactiques.

Chaque scénario d'urgence en salle d'opération pédiatrique nécessite une approche systématique, une équipe bien formée et du matériel d'urgence à portée de main. La préparation, la formation régulière et les simulations d'urgence peuvent grandement aider à améliorer la prise en charge de ces situations critiques.

Chapitre 11:
LA PRISE EN CHARGE
DES AFFECTIONS CHRONIQUES

Les défis de la chirurgie chez les enfants ayant des maladies chroniques

Les enfants atteints de maladies chroniques présentent des défis uniques lorsqu'ils subissent une intervention chirurgicale. Ces défis sont le résultat de l'interaction entre la physiopathologie sous-jacente de leur maladie, les médicaments qu'ils prennent et les réponses physiologiques à l'anesthésie et à la chirurgie. Voyons en détail les défis associés à la prise en charge chirurgicale de ces patients.

1. Évaluation préopératoire approfondie :
    L'évaluation de l'enfant doit tenir compte de la nature et de la gravité de la maladie chronique, des traitements en cours et de l'impact potentiel sur la chirurgie.
2. Interaction médicamenteuse :
    Les médicaments prescrits pour la maladie chronique peuvent interagir avec les anesthésiques ou d'autres médicaments administrés pendant la chirurgie, nécessitant des ajustements de dose ou une surveillance accrue.
3. Risque accru de complications :
    Les enfants atteints de maladies chroniques peuvent présenter un risque accru de complications postopératoires, notamment des infections, des saignements ou des problèmes respiratoires.

4. Gestion de la douleur :

La douleur peut être exacerbée chez les enfants ayant des antécédents de douleur chronique ou ceux sous opioïdes à long terme. Une approche multimodale de la gestion de la douleur est souvent nécessaire.

5. Besoins nutritionnels :

Les enfants souffrant de maladies chroniques peuvent avoir des besoins nutritionnels particuliers ou être à risque de malnutrition, ce qui peut influencer la guérison et la récupération.

6. Réponses physiologiques altérées :

Les maladies chroniques peuvent affecter la façon dont le corps réagit à l'anesthésie ou à la chirurgie, notamment en ce qui concerne la fonction cardiaque, respiratoire ou rénale.

7. Besoins psychosociaux :

Les enfants atteints de maladies chroniques et leurs familles peuvent avoir des besoins psychosociaux accrus en raison du stress et de l'anxiété associés à la chirurgie et à la maladie sous-jacente.

8. Durée d'hospitalisation prolongée :

En raison de leur état de santé complexe, ces enfants peuvent nécessiter une hospitalisation plus longue pour une surveillance et des soins supplémentaires.

9. Besoins en matière de rééducation :

Les enfants atteints de maladies musculosquelettiques ou neurologiques peuvent nécessiter une rééducation intensive après la chirurgie pour retrouver leur niveau de fonctionnement antérieur.

10. Coordination des soins :

Une coordination étroite entre les chirurgiens, les anesthésiologistes, les pédiatres et d'autres spécialistes est essentielle pour assurer une prise en charge optimale.

La chirurgie chez les enfants atteints de maladies chroniques nécessite une approche holistique et multidisciplinaire. Chaque enfant est unique, et son plan de soins doit être adapté à ses besoins spécifiques. Une communication ouverte entre l'équipe médicale, l'enfant et sa famille est essentielle pour assurer des soins sûrs et efficaces.

Collaboration avec d'autres spécialités médicales

La prise en charge des enfants nécessitant une intervention chirurgicale est souvent une entreprise collaborative. Le succès des interventions chirurgicales et la garantie d'une récupération saine dépendent largement de l'intégration harmonieuse de diverses spécialités médicales. Cette collaboration multidisciplinaire est essentielle pour fournir des soins centrés sur l'enfant.

1. Anesthésiologie :
   L'évaluation préopératoire, le choix de l'anesthésie et la surveillance pendant la chirurgie relèvent de l'anesthésiste pédiatrique. Leur expertise est cruciale pour s'assurer que l'enfant est confortable et en sécurité pendant et après l'intervention.
2. Radiologie :
   Les radiologues pédiatriques fournissent des images essentielles avant, pendant et après la chirurgie. Ils aident à guider certains types de chirurgies et à évaluer l'efficacité des interventions.
3. Cardiologie :
   Pour les enfants ayant des problèmes cardiaques concomitants ou pour des chirurgies cardiaques spécifiques, la collaboration avec les cardiologues est essentielle pour évaluer et gérer le risque.

4. Néonatologie :

Dans les cas de chirurgie néonatale, travailler en étroite collaboration avec les néonatologistes garantit la transition en douceur des soins préopératoires aux soins postopératoires, en particulier dans les unités de soins intensifs néonatals.

5. Gastroentérologie :

Les enfants ayant des problèmes gastro-intestinaux peuvent nécessiter une évaluation avant et après la chirurgie pour s'assurer que leurs besoins nutritionnels et digestifs sont satisfaits.

6. Néphrologie :

La santé rénale est essentielle, surtout lorsque des médicaments potentiellement néphrotoxiques sont utilisés ou lorsque la chirurgie concerne le système urogénital.

7. Endocrinologie :

La gestion des enfants ayant des troubles hormonaux, comme le diabète, nécessite une collaboration étroite pour s'assurer que leurs besoins endocriniens sont satisfaits pendant la période périopératoire.

8. Neurologie :

Pour les chirurgies du système nerveux ou chez les enfants ayant des troubles neurologiques, la consultation neurologique est cruciale.

9. Orthophonie et physiothérapie :

Après certaines interventions, comme les chirurgies ORL ou musculo-squelettiques, l'intervention de ces spécialistes est essentielle pour assurer une récupération fonctionnelle optimale.

10. Travail social et psychologie :

Les interventions chirurgicales peuvent être stressantes pour les enfants et leurs familles. Ces professionnels jouent un rôle clé dans le soutien émotionnel et l'adaptation à la situation.

La collaboration avec d'autres spécialités médicales ne se limite pas seulement à la chirurgie elle-même. Elle englobe toute la période préopératoire et postopératoire. Cette approche intégrée garantit que l'enfant reçoit des soins complets, cohérents et centrés sur ses besoins, optimisant ainsi les résultats chirurgicaux et la satisfaction des patients.

Préparation et suivi à long terme

La prise en charge chirurgicale des enfants ne se résume pas à l'intervention elle-même. Une préparation minutieuse avant la chirurgie et un suivi rigoureux après sont essentiels pour garantir des résultats optimaux et une qualité de vie améliorée pour le patient.

1. La phase de préparation :

Évaluation médicale : Avant toute intervention, une évaluation complète de l'enfant est effectuée pour identifier toute condition préexistante qui pourrait influencer la chirurgie ou la récupération.

Éducation des parents et de l'enfant : Il est crucial d'informer les parents et l'enfant, selon son âge, sur la procédure à venir, ses risques, ses avantages, et ce à quoi s'attendre avant, pendant et après l'opération.

Planification logistique : Cela comprend la programmation de la chirurgie, les besoins en équipement ou en matériel spécial, et les éventuels besoins postopératoires comme une unité de soins intensifs ou un soutien à domicile.

Soutien psychologique : Aborder l'anxiété, les peurs et les inquiétudes associées à la chirurgie, et proposer des stratégies pour les gérer.

2. La phase de suivi à long terme :

Évaluations régulières : Des visites de suivi programmées permettent de surveiller la récupération, d'identifier et de traiter les complications précoces, et d'évaluer l'efficacité de la chirurgie.

Rééducation et thérapies : Selon le type de chirurgie, certains enfants peuvent nécessiter une physiothérapie, une orthophonie, une ergothérapie ou d'autres interventions pour optimiser leur fonctionnement.

Suivi psychosocial : Le suivi de l'adaptation émotionnelle et sociale de l'enfant après une chirurgie est essentiel, en particulier pour des interventions majeures ou celles qui ont un impact visible.

Surveillance des complications tardives : Certains effets secondaires ou complications peuvent ne pas être apparents immédiatement après la chirurgie mais peuvent survenir des mois ou des années plus tard.

Éducation continue : À mesure que l'enfant grandit, ses besoins et sa compréhension de sa chirurgie et de ses implications évoluent. Il est essentiel de continuer à fournir des informations et du soutien adaptés à son âge.

Transition vers les soins pour adultes : À mesure que l'enfant atteint l'âge adulte, il peut être nécessaire de planifier une transition vers un chirurgien ou une équipe médicale spécialisée dans les soins aux adultes, tout en veillant à ce que le suivi soit continu et cohérent.

La préparation et le suivi à long terme sont des étapes fondamentales de la prise en charge chirurgicale des enfants. Ces étapes garantissent non seulement le succès immédiat de l'intervention, mais aussi le bien-être à long terme de l'enfant, en veillant à ce qu'il atteigne son potentiel maximum en matière de santé et de qualité de vie.

Chapitre 12:
LA SÉCURITÉ ET LA PRÉVENTION DES INFECTIONS

Protocoles d'asepsie spécifiques à la chirurgie pédiatrique

L'asepsie est un principe fondamental en chirurgie pour prévenir les infections. Bien que de nombreux protocoles d'asepsie soient universels, la chirurgie pédiatrique présente des particularités dues à la fragilité et aux spécificités anatomiques et physiologiques des enfants.

1. Évaluation préopératoire :

Antécédents de l'enfant : Une attention particulière doit être accordée aux antécédents d'allergies, en particulier aux désinfectants ou aux antibiotiques, ainsi qu'à tout antécédent d'infections récentes.

Vaccinations : Il est essentiel de s'assurer que l'enfant est à jour dans ses vaccinations, car certaines maladies peuvent augmenter le risque d'infections postopératoires.

2. Préparation cutanée :

Sélection du désinfectant : Les désinfectants couramment utilisés chez les adultes peuvent être trop forts pour la peau délicate des enfants. Des formules plus douces, mais toujours efficaces, peuvent être privilégiées.

Technique d'application : La peau des enfants est plus fine et plus perméable. Il est donc crucial d'appliquer le désinfectant avec douceur, en évitant toute irritation.

3. Antibioprophylaxie :

Dosage : Les dosages d'antibiotiques pour la prophylaxie doivent être ajustés en fonction du poids et de l'âge de l'enfant.

Sélection d'antibiotiques : Certains antibiotiques peuvent être contre-indiqués chez les enfants ou nécessitent des ajustements spécifiques.

4. Environnement opératoire :

Température : Les enfants perdent plus facilement leur chaleur corporelle, il est donc essentiel de maintenir une température adaptée dans la salle d'opération pour prévenir l'hypothermie, qui peut augmenter le risque d'infections.

Taille du matériel : Les instruments et le matériel stérile doivent être adaptés à la taille et à l'anatomie de l'enfant pour éviter toute contamination.

5. Soins postopératoires :

Pansements : Les pansements doivent être adaptés à la taille de la plaie et à la peau délicate des enfants. Ils doivent être surveillés pour détecter tout signe d'infection ou de réaction allergique.

Surveillance : Une attention accrue doit être portée aux signes d'infection, car les enfants peuvent présenter des symptômes d'infection différemment des adultes.

6. Éducation et communication :

Parents : Il est essentiel d'informer les parents sur les soins à domicile, notamment sur le maintien de la propreté de la plaie, la surveillance des signes d'infection et l'administration correcte des médicaments.

Enfant : Selon son âge, l'enfant doit également être informé de l'importance de ne pas toucher ou gratter la plaie.

Les protocoles d'asepsie en chirurgie pédiatrique nécessitent une attention et une adaptation particulières pour répondre aux besoins uniques des enfants. La collaboration entre les chirurgiens, les infirmiers, les parents et les enfants eux-mêmes est essentielle pour assurer un environnement stérile et prévenir les complications infectieuses.

Prévention des erreurs médicales

La prévention des erreurs médicales est au cœur des préoccupations des professionnels de santé. En chirurgie pédiatrique, les conséquences d'une erreur peuvent être particulièrement graves compte tenu de la vulnérabilité des patients. Voici comment les établissements de santé et les équipes médicales peuvent agir pour minimiser ces risques.

1. Communication efficace :

Echanges interprofessionnels : Favoriser une communication ouverte entre tous les membres de l'équipe soignante. Cela permet de s'assurer que tous sont bien informés des spécificités de chaque patient et de chaque intervention.

Dialogue avec les parents : Ils sont les premiers défenseurs de leur enfant et peuvent fournir des informations cruciales sur l'état de santé, les allergies, les antécédents médicaux et d'autres détails pertinents.

2. Double vérification :

Identification du patient : Toujours confirmer l'identité du patient, la procédure planifiée et le site opératoire.

Médicaments et dosages : Une double vérification des médicaments et des dosages est essentielle, car les enfants nécessitent souvent des dosages spécifiques basés sur leur poids ou leur âge.

3. Formation continue :

Actualisation des compétences : Les professionnels de santé doivent régulièrement mettre à jour leurs connaissances et compétences, notamment en matière de nouvelles technologies ou techniques chirurgicales.

Simulations : La formation basée sur la simulation permet aux professionnels de se préparer à des situations d'urgence ou inhabituelles sans risque pour les patients.

4. Technologie et outils :

Dossiers médicaux électroniques : L'utilisation de dossiers médicaux électroniques peut réduire le risque d'erreurs liées à la transcription ou à la communication.

Systèmes d'alerte : Des outils technologiques peuvent alerter les professionnels en cas de risque de surdosage, d'interaction médicamenteuse ou d'autres erreurs potentielles.

5. Culture de la sécurité :

Non-culpabilité : Créer une culture où les erreurs peuvent être signalées et discutées sans crainte de punition. Cela permet d'identifier et de résoudre les causes profondes des erreurs.

Retours d'expérience : Les incidents, qu'ils aient conduit à une erreur ou non, doivent être analysés pour en tirer des enseignements et éviter leur récurrence.

6. Protocoles et procédures standardisés :

Pathways cliniques : Établir des chemins cliniques clairs pour les conditions et interventions courantes, assurant ainsi une cohérence dans la prise en charge.

Checklists : L'utilisation de listes de contrôle, comme la liste de vérification de la sécurité chirurgicale de l'OMS, peut grandement réduire les erreurs en salle d'opération.

7. Inclusion des parents :

   Participation active : Encourager les parents à être actifs pendant tout le processus de soins, en posant des questions et en exprimant leurs préoccupations.

La prévention des erreurs médicales en chirurgie pédiatrique repose sur une combinaison de communication, de formation, de technologie et de culture centrée sur le patient. En plaçant la sécurité du patient au centre des préoccupations, les équipes médicales peuvent œuvrer pour garantir des soins de la plus haute qualité à leurs jeunes patients.

Sensibilisation à l'antibiorésistance

L'antibiorésistance, c'est-à-dire la capacité des bactéries à résister aux effets des antibiotiques, est un problème mondial majeur de santé publique. En chirurgie pédiatrique, cette résistance peut compliquer le traitement des infections postopératoires et augmenter les taux de morbidité et de mortalité. Il est donc essentiel de sensibiliser les professionnels de santé, les parents et les patients à cette question.

1. Compréhension de l'antibiorésistance :

   Définition et origines : Expliquer ce qu'est l'antibiorésistance, comment elle se développe et pourquoi elle est préoccupante.

   Conséquences pour la chirurgie pédiatrique : Souligner les risques associés à l'antibiorésistance, tels que la prolongation des hospitalisations, l'augmentation des coûts médicaux et le risque accru de complications.

2. Utilisation judicieuse des antibiotiques :

   Prescription appropriée : Ne prescrire des antibiotiques que lorsque cela est cliniquement justifié, en privilégiant le spectre le plus étroit possible.

Durée du traitement : Limiter la durée du traitement antibiotique au minimum nécessaire pour traiter efficacement l'infection.

Éducation des patients et des parents : Expliquer pourquoi un antibiotique est prescrit, comment il doit être pris, et l'importance d'achever le traitement même si les symptômes s'améliorent.

3. Surveillance et suivi :

Cultures et sensibilité : Avant de prescrire un antibiotique, il peut être judicieux d'obtenir des cultures pour identifier l'agent pathogène et déterminer sa sensibilité aux différents antibiotiques.

Revues antibiotiques : Réévaluer régulièrement la nécessité de l'antibiothérapie, en particulier dans les cas d'antibiothérapie empirique, et ajuster en fonction des résultats des cultures et des signes cliniques.

4. Prévention des infections :

Hygiène des mains : Promouvoir une hygiène des mains rigoureuse parmi le personnel de santé, les patients et les visiteurs.

Vaccinations : S'assurer que les enfants sont à jour dans leurs vaccinations, car certaines peuvent prévenir des infections bactériennes.

5. Sensibilisation et éducation :

Formations régulières : Organiser des formations pour le personnel de santé sur l'antibiorésistance et l'utilisation judicieuse des antibiotiques.

Matériel éducatif : Fournir aux parents des brochures, des vidéos ou d'autres supports éducatifs sur l'antibiorésistance.

6. Collaboration multidisciplinaire :

Équipe antimicrobienne : Collaborer avec des pharmaciens, des microbiologistes et d'autres spécialistes pour prendre des décisions éclairées sur l'utilisation des antibiotiques.

Retour d'information : Partager régulièrement des informations sur les tendances de l'antibiorésistance et les résultats des interventions pour réduire l'utilisation inappropriée des antibiotiques.

Face à l'augmentation de l'antibiorésistance, la sensibilisation et l'éducation sont cruciales. En chirurgie pédiatrique, une approche multidisciplinaire et une communication ouverte avec les parents et les patients peuvent aider à garantir une utilisation judicieuse des antibiotiques, réduisant ainsi le risque d'antibiorésistance et assurant la sécurité des jeunes patients.

Chapitre 13:
LES INNOVATIONS TECHNOLOGIQUES EN CHIRURGIE PÉDIATRIQUE

La chirurgie assistée par robotique

La robotique médicale a révolutionné la chirurgie ces dernières années. En pédiatrie, l'utilisation de techniques robotiques présente des avantages uniques, mais aussi des défis spécifiques. Abordons la chirurgie assistée par robotique et son rôle en chirurgie pédiatrique.

1. Introduction à la robotique chirurgicale :
   Définition et aperçu : Une brève introduction sur ce qu'est la chirurgie robot-assistée, ses origines et son fonctionnement général.
   Évolution historique : Comment la robotique a évolué dans le monde médical et ses premières applications en chirurgie pédiatrique.
2. Avantages de la chirurgie robot-assistée en pédiatrie :
   Précision accrue : Les robots peuvent effectuer des mouvements extrêmement précis, réduisant ainsi les risques de lésions tissulaires.
   Vision améliorée : Avec des caméras de haute résolution et la possibilité d'agrandissement, le chirurgien a une meilleure visibilité des structures anatomiques.
   Diminution de la taille des incisions : Des incisions plus petites signifient moins de douleur, une récupération plus rapide et de meilleures cicatrices esthétiques.
   Réduction de la fatigue du chirurgien : Le confort ergonomique offert par les consoles de robotique peut réduire la fatigue physique.

3. Applications spécifiques en pédiatrie :

Urologie : Pyéloplastie, néphrectomies et autres interventions rénales.

Chirurgie thoracique : Lobectomies et autres interventions pulmonaires.

Chirurgie gastro-intestinale : Procédures sur l'intestin, le foie et l'estomac.

4. Formation et compétences requises :

Formation spécialisée : Les chirurgiens doivent suivre une formation spécifique pour maîtriser les techniques robotiques.

Simulations et entraînements : Utilisation de simulateurs pour acquérir de l'expérience sans risque pour les patients.

5. Défis et préoccupations :

Coût : Les équipements de chirurgie robotique peuvent être coûteux, tant en termes d'achat que de maintenance.

Courbe d'apprentissage : Il faut du temps pour que les chirurgiens deviennent compétents avec ces technologies.

Taille des instruments : Adapter la technologie robotique aux petits corps des patients pédiatriques peut présenter des défis.

6. L'avenir de la chirurgie robot-assistée en pédiatrie :

Innovations technologiques : Les améliorations continues des systèmes robotiques pour une meilleure adaptabilité en pédiatrie.

Accès élargi : Avec la baisse des coûts et la sensibilisation accrue, de plus en plus d'hôpitaux pourraient adopter cette technologie.

Applications émergentes : Exploration des domaines en pédiatrie qui pourraient bénéficier de l'assistance robotique à l'avenir.

La chirurgie assistée par robotique en pédiatrie ouvre des portes à des interventions plus précises et moins invasives.

Toutefois, une adoption généralisée nécessite une formation spécialisée, une prise de conscience des avantages et des défis, ainsi que des investissements continus dans la technologie. À mesure que la robotique médicale continue de progresser, elle pourrait transformer la manière dont les chirurgiens pédiatriques abordent la prise en charge de leurs jeunes patients.

Les techniques d'imagerie avancées

L'imagerie médicale a toujours été un outil fondamental pour le diagnostic et le suivi des affections chez l'enfant. Au cours des dernières décennies, d'énormes progrès technologiques ont permis d'affiner davantage ces techniques, rendant le diagnostic plus précis tout en minimisant les risques. Dans le contexte pédiatrique, ces avancées sont cruciales, car les enfants présentent des défis spécifiques en matière d'imagerie.

1. Introduction :
    Définition : Qu'entend-on par "techniques d'imagerie avancées" et pourquoi sont-elles cruciales en pédiatrie ?
    Importance : Le rôle de l'imagerie dans la prise en charge diagnostique et thérapeutique des enfants.
2. L'évolution des techniques d'imagerie :
    Des radiographies aux scanners : Une brève histoire des progrès réalisés dans le monde de l'imagerie pédiatrique.
    Les innovations technologiques récentes : Comment les avancées technologiques ont transformé l'imagerie médicale.
3. Techniques d'imagerie spécifiques :
    IRM (Imagerie par Résonance Magnétique) :
        Avantages : Visualisation détaillée des tissus mous sans exposition aux radiations.

- **Applications pédiatriques courantes :** Diagnostiquer des lésions cérébrales, évaluer des malformations congénitales cardiaques, etc.
- Scanner (Tomodensitométrie) :
    - **Avantages :** Images en coupes fines du corps avec un niveau de détail élevé.
    - **Réduction des radiations :** Les nouvelles générations de scanners diminuent l'exposition des enfants aux radiations.
- Échographie :
    - **Avantages :** Absence de radiations, visualisation en temps réel.
    - **Applications spécifiques :** Évaluation de l'abdomen, du cœur, des vaisseaux sanguins et du développement fœtal.
- **Imagerie fonctionnelle et métabolique :** Techniques comme la tomographie par émission de positons (TEP) et la spectroscopie par résonance magnétique (SRM).
- **Imagerie interventionnelle :** L'utilisation d'images pour guider des procédures médicales, comme les biopsies ou la pose de cathéters.

4. Les défis spécifiques en pédiatrie :
- **Sédation et immobilisation :** Gérer l'inconfort et l'anxiété des enfants pendant les procédures d'imagerie.
- **Dosage des radiations :** Réduire au minimum l'exposition des enfants aux radiations tout en obtenant des images de qualité.
- **Interprétation des images :** Les structures en croissance chez les enfants peuvent compliquer l'interprétation des résultats.

5. L'avenir de l'imagerie pédiatrique :
- **Technologies émergentes :** De nouvelles modalités d'imagerie et des améliorations des techniques existantes.

Intelligence artificielle et imagerie : L'utilisation de l'IA pour améliorer la précision du diagnostic et optimiser les protocoles d'imagerie.

Formation et éducation : Assurer que les professionnels de santé restent à jour avec les techniques d'imagerie les plus récentes.

L'imagerie médicale en pédiatrie est un domaine en constante évolution, avec des techniques de plus en plus avancées offrant des images plus claires tout en préservant la sécurité des jeunes patients. Ces avancées permettent aux professionnels de santé de diagnostiquer et de traiter les maladies avec une précision sans précédent, améliorant ainsi les résultats pour les enfants du monde entier.

Le rôle de la télémédecine et des applications médicales

La télémédecine et les applications médicales ont vu leur importance grandir de façon exponentielle, notamment en réponse à la nécessité d'un accès plus flexible aux soins médicaux. Dans le contexte de la chirurgie pédiatrique, ces outils technologiques jouent un rôle crucial, facilitant la prise en charge, le suivi et l'éducation des patients et de leurs familles.

1. Introduction :

Définition : C'est quoi la télémédecine et comment les applications médicales s'intègrent-elles dans le paysage actuel de la santé ?

Pourquoi est-ce important ? Le besoin d'adaptabilité, d'accessibilité et d'efficacité dans les soins pédiatriques.

2. La télémédecine en chirurgie pédiatrique :

- **Consultations virtuelles :** Les avantages de la visioconférence pour évaluer les patients, discuter des options chirurgicales et assurer le suivi post-opératoire.
- **Surveillance à distance :** Utilisation de dispositifs connectés pour surveiller des signes vitaux ou d'autres paramètres cliniques chez les patients opérés.
- **Collaboration entre professionnels :** Comment la télémédecine facilite la discussion de cas complexes avec des spécialistes du monde entier.

3. Les applications médicales :

- **Applications éducatives :** Outils destinés à renseigner les patients et leurs familles sur les procédures chirurgicales, les soins post-opératoires et d'autres aspects pertinents.
- **Applications de suivi :** Aider les familles à suivre le rétablissement de l'enfant après la chirurgie, enregistrer des données, ou signaler des complications.
- **Jeux et réalité augmentée :** Utilisation de la technologie pour préparer et rassurer les enfants avant une intervention ou pour faciliter leur réhabilitation.

4. Les défis et préoccupations :

- **Confidentialité et sécurité :** La nécessité de protéger les informations médicales dans un environnement en ligne.
- **Accès inégal :** Tous les patients ont-ils accès à la télémédecine et aux applications médicales ?
- **Formation et adoption :** Comment assurer que le personnel médical et les familles sont bien informés et à l'aise avec ces technologies ?

5. L'avenir de la télémédecine et des applications médicales :

   Intégration de l'intelligence artificielle : Comment l'IA pourrait révolutionner la télémédecine et les applications médicales.

   Améliorations technologiques : Les innovations à venir dans les dispositifs de surveillance, la réalité virtuelle et la communication patient-médecin.

   Politiques et réglementations : Les évolutions nécessaires pour soutenir l'utilisation étendue de la télémédecine et des applications médicales en chirurgie pédiatrique.

La télémédecine et les applications médicales offrent un potentiel immense pour transformer la chirurgie pédiatrique, rendant les soins plus accessibles, personnalisés et efficaces. Alors que la technologie continue d'évoluer, il est essentiel de placer les besoins des patients au cœur de ces innovations, garantissant ainsi les meilleurs résultats possibles pour les enfants et leurs familles.

Chapitre 14:
LA PRISE EN CHARGE
DE LA DOULEUR CHEZ L'ENFANT
AVEC DES BESOINS SPÉCIFIQUES

Enfants avec des troubles neurologiques ou cognitifs

L'intervention chirurgicale chez les enfants atteints de troubles neurologiques ou cognitifs présente un ensemble unique de défis pour les équipes de soins. Ces enfants ont des besoins spécifiques qui nécessitent une attention particulière et une approche individualisée.

1. Introduction :
   - **Contexte :** Les divers troubles neurologiques et cognitifs qui peuvent toucher l'enfant.
   - **Importance :** Pourquoi ces conditions requièrent une attention particulière en milieu chirurgical.
2. Comprendre les troubles neurologiques et cognitifs :
   - **Troubles neurologiques courants :** Épilepsie, paralysie cérébrale, troubles du spectre de la neurodiversité comme l'autisme, tumeurs cérébrales.
   - **Troubles cognitifs :** Retard mental, troubles d'apprentissage, traumatismes crâniens.
3. Les défis préopératoires :
   - **Évaluation médicale :** Particularités de l'anamnèse et de l'examen clinique.
   - **Communication :** Adapter son discours à l'enfant, impliquer les aidants naturels.
   - **Préparation :** Utilisation d'outils visuels ou tactiles, simulations.

4. Particularités pendant l'intervention chirurgicale :

- **Anesthésie :** Réactions possibles aux médicaments, surveillance accrue.
- **Gestion du stress :** L'enfant peut ne pas comprendre ce qui lui arrive ou avoir des réactions imprévisibles.
- **Collaboration :** Importance du travail d'équipe entre chirurgiens, anesthésistes, infirmiers et aidants.

5. Les défis postopératoires :

- **Surveillance :** Réactions post-anesthésiques, gestion de la douleur.
- **Communication :** Informer l'enfant et les aidants sur les soins postopératoires, anticiper les besoins.
- **Réadaptation :** Interventions des kinésithérapeutes, orthophonistes ou ergothérapeutes.

6. Approche holistique :

- **Environnement :** Adapter le cadre hospitalier pour minimiser le stress et les stimuli perturbants.
- **Implication des parents :** Ils sont souvent les mieux placés pour comprendre et interagir avec leur enfant.
- **Formation continue :** Importance pour le personnel médical de se former sur les troubles neurologiques et cognitifs.

7. Témoignages et études de cas :

- **Retour d'expérience :** Parents et professionnels de santé partagent leurs vécus et leurs conseils.
- **Analyses :** Comment certaines interventions ont été adaptées pour répondre aux besoins spécifiques des enfants.

La prise en charge chirurgicale des enfants avec des troubles neurologiques ou cognitifs nécessite une approche patient-centrée, où chaque intervention est adaptée à l'individu. Avec une compréhension profonde des besoins de ces enfants et une collaboration étroite avec leurs familles, il est possible d'offrir des soins chirurgicaux de qualité tout en assurant leur bien-être.

Techniques adaptées
pour les enfants non communicants

Lorsqu'un enfant non communicant doit subir une intervention chirurgicale, une multitude de défis se posent. C'est un voyage particulièrement délicat qui requiert empathie, patience et compétence. Dans ce chapitre, nous explorons les techniques adaptées pour une prise en charge réussie de ces jeunes patients.

1. Introduction :
   - **Définition:** Qui sont les enfants non communicants ? Comprendre leur monde et leurs besoins.
   - **Importance:** Pourquoi une approche adaptée est-elle cruciale pour ces enfants?
2. Techniques de communication non verbale :
   - **Lecture corporelle:** Identifier les signes de détresse, de douleur ou de confort à travers la posture, les mouvements, les expressions faciales.
   - **Outils visuels:** Utilisation de pictogrammes, tableaux de communication ou applications adaptées.
   - **Le toucher:** Une méthode rassurante et informative, quand elle est utilisée correctement.
3. L'importance de l'environnement :
   - **Stimuli controlés:** Réduire les bruits forts, les lumières vives, et tout autre élément pouvant causer de la détresse.
   - **Zones sécurisées:** Création d'espaces où l'enfant peut se sentir en sécurité avant ou après l'intervention.
   - **Objets familiers:** Laisser l'enfant avoir un objet ou un jouet familier pour le réconfort.

4. Préparation à l'intervention :
- **Visites pré-opératoires:** Laisser l'enfant explorer l'environnement chirurgical pour réduire l'anxiété.
- **Simulation:** Utilisation de poupées ou de jouets pour montrer ce qui va se passer.
- **Implication des parents:** Leur présence et leur participation peuvent être rassurantes.

5. Pendant l'intervention :
- **Signaux non verbaux:** Établir des signaux avec l'enfant pour des besoins tels que "stop" ou "ça va".
- **Monitoring adapté:** Utilisation d'équipements qui peuvent détecter les signes de détresse chez un enfant non communicant.
- **Rôle de l'accompagnant:** Une personne familière peut parfois être présente pour rassurer l'enfant.

6. Récupération post-opératoire :
- **Gestion de la douleur:** Être particulièrement attentif aux signes non verbaux de douleur et adapter le traitement en conséquence.
- **Activités apaisantes:** Musique douce, histoires sonores, massages.
- **Suivi à domicile:** Fournir aux parents des outils et techniques pour gérer la récupération à la maison.

7. Formation et sensibilisation de l'équipe médicale :
- **Formation spécifique:** Ateliers sur la communication non verbale, les besoins spécifiques des enfants non communicants.
- **Partage d'expériences:** Encourager le personnel médical à partager leurs réussites et leurs défis pour améliorer continuellement la prise en charge.

Chaque enfant non communicant est unique, et sa prise en charge demande une sensibilité et une adaptabilité particulières. En approfondissant notre compréhension de leurs besoins et en collaborant étroitement avec leurs familles, nous pouvons offrir des soins chirurgicaux de la plus haute qualité tout en veillant à leur bien-être à chaque étape.

Les soins palliatifs en chirurgie pédiatrique

Aborder la nécessité des soins palliatifs en chirurgie pédiatrique est une tâche délicate et émotionnellement chargée. Ce chapitre guide les professionnels de santé à travers les complexités des soins palliatifs, en mettant l'accent sur la compassion, le confort et le soutien optimal de l'enfant et de sa famille.

1. Introduction :
    - **Définition des soins palliatifs :** Les principes fondamentaux, différenciation avec les soins curatifs.
    - **Contexte en chirurgie pédiatrique :** Quand les soins palliatifs deviennent une considération en chirurgie pédiatrique.
2. Évaluation et prise de décision :
    - **Évaluation globale :** Évaluer l'état physique, émotionnel et social de l'enfant.
    - **Dialogues sur les objectifs de soins :** Conversations essentielles avec les familles et les enfants, selon leur capacité de compréhension, pour décider de la voie à suivre.
    - **Éthique et dilemmes :** Naviguer dans les décisions difficiles tout en respectant la dignité et les souhaits de l'enfant et de la famille.
3. Gestion de la douleur et du confort :
    - **Stratégies pour la douleur :** Utilisation de médicaments, thérapies alternatives et complémentaires.
    - **Symptômes non douleureux :** Gérer les nausées, l'essoufflement, l'anxiété ou d'autres symptômes perturbateurs.

Environnement apaisant : Créer une atmosphère de calme et de paix pour l'enfant.

4. Soutien émotionnel, psychologique et spirituel :

Pour l'enfant : Reconnaître leurs peurs, leurs espoirs et leurs préoccupations ; leur permettre d'exprimer leurs sentiments.

Pour la famille : Offrir du réconfort, écouter et valider leurs émotions, aider dans le processus de deuil.

Soutien spirituel : Respecter les croyances familiales, offrir des ressources spirituelles si désiré.

5. Communication empathique et transparente :

Discussion sur le pronostic : Communiquer avec honnêteté, mais avec compassion.

Prise de décision partagée : Impliquer activement les familles dans les décisions concernant les soins de leur enfant.

Soutien à la fratrie : Reconnaître leurs besoins et leur fournir une aide adaptée à leur âge.

6. Soins de fin de vie et deuil :

Préparation : Aider les familles à comprendre et à se préparer aux derniers jours.

Moment de la mort : Assurer la dignité, la paix et le respect dans le processus de mourir.

Après le décès : Soutien au deuil, commémorations, et prendre soin de soi-même en tant que soignant.

7. Prendre soin de l'équipe soignante :

Reconnaître le burnout : Symptômes, impacts et quand chercher de l'aide.

Soutien entre collègues : Construire un environnement de travail où les émotions peuvent être partagées et validées.

Ressources professionnelles : Thérapie, groupes de soutien, méthodes de décompression.

Les soins palliatifs en chirurgie pédiatrique sont un voyage partagé entre l'enfant, la famille et l'équipe médicale. Chaque étape doit être abordée avec une immense compassion, un soutien inébranlable et un engagement à maintenir la dignité et le confort de l'enfant. Dans ces moments les plus difficiles, notre humanité et notre dévouement en tant que soignants sont nos plus grands dons.

Chapitre 15:
LA TRANSITION DES SOINS PÉDIATRIQUES AUX SOINS ADULTES

Préparation de l'enfant et de sa famille pour la transition

La transition de l'environnement hospitalier vers le domicile est une étape cruciale pour l'enfant opéré et sa famille. Elle nécessite une préparation méticuleuse pour assurer la continuité des soins, minimiser les complications et soutenir le bien-être émotionnel de tous les acteurs impliqués.

1. Introduction :
   - **Importance de la transition :** Comprendre pourquoi une préparation adéquate est cruciale pour une transition réussie.
   - **Objectifs principaux :** Établir les fondements pour assurer une récupération continue, éviter les réhospitalisations inutiles et soutenir l'adaptation émotionnelle.
2. Évaluation initiale :
   - **État médical de l'enfant :** Réviser l'état post-opératoire, les médicaments prescrits et les besoins en matière d'assistance médicale.
   - **Évaluation de l'environnement domestique :** Assurer la sécurité et la praticabilité du domicile pour l'enfant.
3. Éducation et formation :
   - **Compétences médicales :** Enseigner aux parents les soins de base, la gestion des médicaments et la reconnaissance des signes d'alerte.

Gestion des équipements : Si nécessaire, formation sur l'utilisation d'équipements médicaux ou de surveillance à domicile.

Planification des rendez-vous de suivi : Organiser les consultations post-opératoires, les thérapies et autres rendez-vous essentiels.

4. Soutien émotionnel :

Préparation mentale : Aider l'enfant et la famille à gérer les inquiétudes, les attentes et les émotions associées à la transition.

Ressources pour le soutien psychologique : Fournir des informations sur les groupes de soutien, les conseillers ou d'autres professionnels de santé mentale.

5. Coordination avec les services de soins à domicile :

Soins infirmiers à domicile : Si nécessaire, organiser des visites d'infirmières pour surveiller l'état de l'enfant.

Thérapies à domicile : Coordonner avec les thérapeutes pour les services nécessaires comme la physiothérapie ou l'ergothérapie.

6. Gestion des médicaments :

Liste des médicaments : Fournir une liste détaillée des médicaments, des dosages et des horaires.

Signes d'effets secondaires : Éduquer sur ce qu'il faut surveiller et quand contacter un professionnel de santé.

7. Plan d'urgence :

Reconnaître les complications : Instruire les parents sur les symptômes qui nécessitent une attention médicale immédiate.

Coordonnées essentielles : Fournir des numéros d'urgence et des contacts pour les différentes situations.

8. Adaptation à la vie quotidienne :

Reprise des routines : Aider l'enfant à retrouver un sentiment de normalité en reprenant progressivement les routines quotidiennes.

Intégration scolaire : Coordonner avec les établissements scolaires pour faciliter le retour de l'enfant en classe.

La transition du milieu hospitalier vers le domicile est une étape délicate qui nécessite une collaboration étroite entre l'équipe médicale, l'enfant et sa famille. Une préparation minutieuse, une éducation complète et un soutien émotionnel constant sont essentiels pour assurer une transition en douceur et une récupération continue.

Différences clés dans la prise en charge entre les soins pédiatriques et adultes

Le monde de la pédiatrie diffère profondément de celui de la médecine adulte. Ces distinctions ne se limitent pas uniquement à la taille et au poids, mais s'étendent à des différences anatomiques, physiologiques, développementales et émotionnelles. Comprendre ces différences est essentiel pour offrir des soins adaptés et optimaux à chaque tranche d'âge.

1. Introduction :

Aperçu : Une exploration des fondements distincts de la médecine pédiatrique et adulte.

Objectif : Mise en lumière des aspects clés à considérer lors de la prise en charge des patients pédiatriques.

2. Différences anatomiques et physiologiques :

Taille et poids : Adaptation des dosages médicamenteux et des équipements.

- **Maturité des organes :** Organes en développement chez l'enfant versus organes matures chez l'adulte.
- **Métabolisme et homéostasie :** Des réponses différentes face aux médicaments et aux perturbations physiologiques.

3. Croissance et développement :
   - **Stades de développement :** Reconnaissance des étapes clés du développement physique et cognitif.
   - **Implications pour le traitement :** Les interventions doivent tenir compte du stade de développement de l'enfant.

4. Aspects psychologiques et émotionnels :
   - **Compréhension de la maladie :** Un enfant ne perçoit pas la maladie de la même manière qu'un adulte.
   - **Mécanismes d'adaptation :** Les enfants utilisent différentes stratégies pour faire face à la douleur et à la maladie.

5. Communication :
   - **Avec l'enfant :** Utilisation de techniques adaptées pour expliquer, rassurer et obtenir des informations.
   - **Avec les parents :** Importance de l'implication parentale dans la prise de décision et le soutien émotionnel.

6. Aspects éthiques :
   - **Consentement :** Les enfants plus âgés peuvent avoir leur mot à dire, mais les parents ou tuteurs sont souvent les décideurs principaux.
   - **Confidentialité :** Préserver l'intimité de l'enfant tout en impliquant les parents.

7. Approche globale :
   - **Intégration des soins :** La pédiatrie nécessite souvent une approche multidisciplinaire impliquant divers spécialistes.
   - **Impact familial :** La maladie ou le traitement d'un enfant affecte toute la dynamique familiale.

8. Transition vers les soins pour adultes :
  Défis uniques : Les adolescents et jeunes adultes atteints de maladies chroniques doivent être préparés à passer à un système de soins pour adultes.
  Préparation et éducation : Encourager l'autonomie tout en garantissant la continuité des soins.

La pédiatrie est une spécialité riche et complexe qui exige une sensibilité et une connaissance approfondie des spécificités de l'enfance. Bien que les enfants ne soient pas simplement de "petits adultes", reconnaître et comprendre les différences entre la prise en charge pédiatrique et adulte permet d'offrir des soins véritablement adaptés et centrés sur le patient.

Gestion des attentes et des craintes

La chirurgie pédiatrique est une traversée émotionnelle non seulement pour l'enfant, mais aussi pour sa famille. Gérer les attentes, les espoirs, les craintes et les anxiétés est essentiel pour assurer un processus chirurgical réussi, tant du point de vue médical qu'émotionnel.

1. Introduction :
  Le double défi : Comprendre la dualité des émotions des parents et de l'enfant.
  Objectif : Assurer une communication transparente, éviter les déceptions inutiles et réduire l'anxiété.
2. Définir des attentes réalistes :
  L'éducation : Présenter des informations précises sur l'intervention, ses risques et ses bénéfices.
  Transparence : Être honnête sur les limitations et les incertitudes potentielles.

3. Gestion des espoirs :

   Positivité mesurée : Encourager l'optimisme tout en restant ancré dans la réalité.

   Éviter les promesses absolues : Reconnaître que chaque intervention a ses propres risques et incertitudes.

4. Comprendre les craintes de l'enfant :

   Âge et développement : La peur varie en fonction de l'âge et de la maturité de l'enfant.

   Techniques de sondage : Utiliser des outils adaptés pour déterminer les peurs spécifiques de chaque enfant.

5. Gérer l'anxiété des parents :

   Empathie : Reconnaître que l'anxiété parentale est naturelle et souvent intense.

   Information : L'ignorance ou les malentendus peuvent exacerber l'anxiété. Informer clairement peut la diminuer.

6. Préparation préopératoire :

   Visites : Faire découvrir à l'enfant et à sa famille le bloc opératoire ou le service peut réduire les peurs.

   Rôle des équipes paramédicales : Le personnel comme les psychologues ou les infirmières spécialisées peut être crucial pour préparer et rassurer.

7. Techniques de distraction :

   Jouets et médias : Utiliser des distractions appropriées pour détourner l'attention de l'environnement médical.

   Implication parentale : Encourager les parents à être présents et à jouer un rôle actif dans la distraction et le réconfort.

8. Après l'intervention :

   Communication postopératoire : Informer rapidement les parents des résultats de l'intervention pour réduire leur anxiété.

Gérer les complications : Si les choses ne se passent pas comme prévu, une communication claire et empathique est essentielle.

La chirurgie pédiatrique est autant une affaire d'émotions que de médecine. En comprenant et en abordant activement les espoirs, les attentes et les craintes des enfants et de leurs parents, les professionnels de santé peuvent assurer une expérience chirurgicale qui soutient à la fois le bien-être émotionnel et les résultats médicaux.

Chapitre 16:
FORMATION ET MENTORAT EN CHIRURGIE PÉDIATRIQUE

L'importance du mentorat pour les nouveaux infirmiers

Le début de toute carrière, y compris dans les soins infirmiers, est souvent entaché d'incertitudes, de doutes et de la peur de l'inconnu. Pour les infirmiers qui entament leur parcours dans le domaine spécialisé de la chirurgie pédiatrique, ces sentiments peuvent être amplifiés. Dans ce contexte, le mentorat apparaît comme un outil puissant, permettant de guider, soutenir et inspirer les nouveaux venus dans ce domaine exigeant.

1. Introduction :
   - **La courbe d'apprentissage :** Les défis rencontrés par les infirmiers novices et la nécessité d'un encadrement.
2. Qu'est-ce qu'un mentor?
   - **Définition et rôle :** Un mentor est bien plus qu'un simple guide; c'est un enseignant, un conseiller et parfois un ami.
   - **Qualités d'un bon mentor :** Empathie, patience, expertise et volonté de partager ses connaissances.
3. Avantages du mentorat pour le novice :
   - **Confiance accrue :** Un soutien constant aide à surmonter l'insécurité initiale.
   - **Compétences cliniques :** Le mentorat permet une transition plus fluide de la théorie à la pratique.
   - **Conseils pratiques :** Des astuces et des stratégies pour gérer les défis quotidiens.

- **Réseau professionnel :** Introduction à un réseau plus large de professionnels et de ressources.

4. Avantages du mentorat pour le mentor :
- **Développement personnel :** Enseigner renforce et approfondit les propres connaissances du mentor.
- **Satisfaction :** La joie de voir un novice grandir et réussir est inestimable.
- **Rajeunissement professionnel :** L'interaction avec les novices peut apporter de nouvelles perspectives et rafraîchir l'enthousiasme pour la profession.

5. Structurer une relation de mentorat :
- **Formalité vs. informalité :** Les programmes structurés de mentorat par rapport aux relations naturelles.
- **Fréquence et mode de communication :** Trouver un équilibre qui convient aux deux parties.
- **Établir des objectifs :** Identifier clairement ce que le novice souhaite apprendre et accomplir.

6. Défis du mentorat :
- **Éviter la surprotection :** L'importance de laisser le novice faire ses propres erreurs et apprendre d'eux.
- **Gestion du temps :** Équilibrer les exigences du mentorat avec les responsabilités professionnelles.

7. Le mentorat dans le contexte de la chirurgie pédiatrique :
- **Spécificités :** Les enjeux uniques et les compétences nécessaires dans ce domaine.
- **Partage d'expériences :** Raconter des histoires vécues pour illustrer des points clés.

Le mentorat, lorsqu'il est bien fait, est bénéfique non seulement pour le novice, mais aussi pour le mentor et, plus largement, pour toute la profession infirmière. Dans le domaine délicat de la chirurgie pédiatrique, il aide à forger des professionnels compétents, compatissants et confiants, prêts à offrir les meilleurs soins possibles à leurs jeunes patients.

Ressources de formation continue

La médecine est un domaine dynamique et en constante évolution, et les soins infirmiers en chirurgie pédiatrique ne font pas exception. La formation continue est donc essentielle pour assurer la prestation des soins les plus à jour et les plus efficaces. Plongeons dans l'univers des ressources qui permettent aux infirmiers de se tenir à la pointe de leur profession.

1. Introduction :
    - **Pourquoi la formation continue ?** L'importance d'être à jour dans un monde médical en rapide évolution.
    - **Bénéfices pour l'infirmier et le patient :** Comment l'amélioration continue impacte directement la qualité des soins.
2. Les séminaires et conférences :
    - **Portée et pertinence :** Comment choisir parmi une multitude d'événements.
    - **Réseau et collaboration :** Les avantages secondaires de participer à ces rassemblements.
3. Programmes de certification :
    - Spécialisation en chirurgie pédiatrique : Mettre en valeur son expertise.
    - **Processus et préparation :** Comment s'assurer d'être prêt pour ces certifications.
4. Cours en ligne et webinaires :
    - Flexibilité et accessibilité : Apprendre à son propre rythme.
    - **Plateformes recommandées :** Où trouver des cours pertinents et de qualité.
5. Ateliers pratiques :
    - Simulation et mise en situation : La valeur d'apprendre en faisant.
    - **Technologies avancées :** Découvrir les dernières innovations en chirurgie pédiatrique.

6. Publications professionnelles :

Journaux et revues : Rester au courant des dernières recherches et études.

Recommandations pour une lecture régulière : Quels sont les incontournables pour un infirmier en chirurgie pédiatrique ?

7. Ressources institutionnelles :

Formation interne : Tirer parti des opportunités offertes par son propre établissement.

Partenariats avec les universités : Collaborations académiques pour la recherche et la formation.

8. Réseaux professionnels et associations :

L'importance de l'appartenance : La valeur des communautés professionnelles.

Associations clés : Où trouver du soutien, des ressources et des opportunités de formation.

9. Ressources technologiques :

Applications médicales : Des outils modernes pour l'apprentissage et la pratique.

Télémédecine : Se familiariser avec les dernières avancées pour des soins à distance.

10. Développement personnel et soft skills :

Communication, leadership, gestion du stress : Des compétences essentielles pour l'infirmier moderne.

Formations et ateliers : Où et comment développer ces compétences transversales.

La formation continue est un investissement en temps et en ressources, mais les retours sont inestimables. En s'engageant dans une démarche d'apprentissage continu, l'infirmier en chirurgie pédiatrique s'assure de fournir des soins de la plus haute qualité, tout en développant sa carrière et en enrichissant sa pratique professionnelle.

Programmes de spécialisation et certifications

Dans le monde de la médecine, l'excellence n'est pas simplement souhaitée ; elle est attendue. Pour les infirmiers en chirurgie pédiatrique, la spécialisation et la certification offrent une occasion unique d'approfondir leurs compétences, d'affiner leur expertise et d'acquérir une reconnaissance professionnelle. Cette démarche, loin d'être purement académique, a des implications directes et tangibles sur la qualité des soins fournis.

1. L'importance de la spécialisation :
   - **Reconnaissance des compétences :** Comment la spécialisation distingue les infirmiers à la pointe de leur profession.
   - **Impact sur les soins :** La corrélation entre spécialisation et amélioration de la qualité des soins.
2. Processus de spécialisation :
   - **Évaluation des besoins :** Identifier ses points forts et les domaines à développer.
   - **Formation spécialisée :** Les parcours académiques et cliniques pour parfaire ses compétences.
   - **Mentorat :** Le rôle crucial des mentors dans le processus de spécialisation.
3. Les certifications : un gage de qualité :
   - **Qu'est-ce qu'une certification ?** Une définition et son importance dans le paysage médical.
   - **Les avantages de la certification :** Reconnaissance professionnelle, confiance des patients et avancement de carrière.
4. Obtention de certifications :
   - **Critères et éligibilité :** Comprendre les prérequis pour chaque certification.
   - **Préparation et examen :** Stratégies pour se préparer efficacement et réussir les évaluations.

5. Certifications clés en chirurgie pédiatrique :

    Certification en soins infirmiers pédiatriques : Le fondement pour tout infirmier souhaitant se spécialiser.

    Certification en chirurgie pédiatrique : Un niveau supplémentaire d'expertise pour ceux au cœur de la salle d'opération.

6. Maintenir et renouveler sa certification :

    Exigences de formation continue : L'engagement à maintenir et à actualiser ses compétences.

    Audits et évaluations : Les mécanismes de contrôle pour garantir la qualité des soins.

7. Reconnaissance internationale :

    Validité des certifications à l'étranger : Possibilités et défis de la pratique infirmière hors des frontières.

    Processus de reconnaissance mutuelle : Comment transférer et faire valider ses compétences à l'international.

8. La voie vers la super-spécialisation :

    Domaines niche en chirurgie pédiatrique : Explorer les spécialités ultra-pointues comme la chirurgie cardiaque ou neurologique pédiatrique.

    Formation et certification : Les étapes pour atteindre ces niveaux d'expertise raréfiés.

La spécialisation et la certification ne sont pas de simples étiquettes ou titres. Elles incarnent un engagement profond envers l'excellence, une promesse faite aux patients et à leurs familles que l'infirmier délivrera des soins de la plus haute qualité possible. Pour l'infirmier, c'est aussi une occasion de croissance, de développement professionnel et de reconnaissance bien méritée.

Chapitre 17:
GESTION DES COMPLICATIONS ET IMPRÉVUS

Identifier et traiter rapidement les complications post-opératoires courantes

L'issue d'une chirurgie pédiatrique ne s'arrête pas à la fin de l'opération. La période post-opératoire est une phase cruciale où l'enfant est à risque de développer diverses complications, certaines potentiellement graves. Pour l'infirmier, une compréhension approfondie, une vigilance constante et une intervention rapide sont indispensables pour assurer la sécurité et le bien-être du jeune patient.

1. Introduction :
   L'importance cruciale de la surveillance post-opératoire : La période où les risques demeurent.
2. Complications respiratoires :
   Atelectasie : Comprendre, identifier et traiter l'effondrement partiel ou total des poumons.
   Hypoxie : Les signes, les causes et l'intervention rapide pour garantir un apport en oxygène adéquat.
   Aspiration : Les dangers de l'inhalation de sécrétions ou de contenus gastriques et comment y répondre.
3. Complications cardiaques :
   Arrythmies : Reconnaître les irrégularités du rythme cardiaque et savoir quand agir.
   Hypotension ou hypertension post-opératoire : Gérer les fluctuations de la pression artérielle.

4. Complications neurologiques :

Delirium post-opératoire : Identifier et gérer cette confusion temporaire qui peut survenir après la chirurgie.

Lésions nerveuses : Comment elles peuvent survenir et comment y répondre.

5. Complications liées à la douleur :

Douleur inadéquatement contrôlée : Signes, implications et interventions.

Effets secondaires des analgésiques : De la constipation à la dépression respiratoire, comment gérer les complications des médicaments antalgiques.

6. Complications infectieuses :

Infections de la plaie : Prévention, identification précoce et traitement.

Sepsis : Comprendre cette réaction potentiellement mortelle, ses signes et les étapes à suivre.

7. Complications gastro-intestinales :

Ileus post-opératoire : Reconnaître et traiter cette paralysie temporaire du tractus intestinal.

Saignements gastro-intestinaux : Causes, signes d'alerte et interventions.

8. Complications urologiques et rénales :

Rétention urinaire : Causes courantes, identification et mesures à prendre.

Insuffisance rénale aiguë : Comprendre, détecter et agir en présence de cette grave complication.

9. Complications cutanées et de la plaie :

Hématome et sérome : Identification et gestion des collections liquidiennes.

Dehiscence de la plaie : Lorsque la plaie commence à s'ouvrir, comment réagir ?

10. La réponse émotionnelle et psychologique post-opératoire :

Réactions traumatiques : Comprendre les signes d'un traumatisme émotionnel et comment soutenir l'enfant.

La période post-opératoire est un terrain fertile pour diverses complications. Toutefois, grâce à une formation solide, à une observation minutieuse et à une intervention rapide, l'infirmier en chirurgie pédiatrique est parfaitement équipé pour assurer la sécurité et le bien-être de ses jeunes patients.

Importance de la simulation pour la préparation aux urgences

La chirurgie pédiatrique est un domaine complexe et exigeant, nécessitant une précision extrême et une réactivité aux situations changeantes. Dans ce contexte, l'importance de la simulation en tant qu'outil de formation et de préparation ne peut être sous-estimée. Elle offre aux professionnels de la santé une plateforme où ils peuvent s'entraîner à gérer des urgences sans risquer la vie de véritables patients.

1. Introduction :

Définir la simulation médicale : Qu'est-ce que c'est et pourquoi est-elle pertinente ?

2. Les avantages de la simulation :

Apprentissage par la pratique : La possibilité de s'entraîner encore et encore pour perfectionner ses compétences.

Mise en place de scénarios d'urgence : Se préparer à des situations rares mais critiques qui pourraient survenir en salle d'opération.

Réduction des erreurs : La simulation permet d'identifier et de rectifier les erreurs dans un environnement sans risque.

3. Simulation et compétence clinique :

Perfectionnement des techniques : De la gestion des voies respiratoires à la réanimation cardio-pulmonaire, la simulation aide à maîtriser les compétences essentielles.

Prise de décision rapide : La simulation aide à améliorer la prise de décision en temps réel en mettant l'accent sur la rapidité et l'efficacité.

4. Amélioration de la communication d'équipe :

Renforcement de la collaboration : Apprendre à travailler en synergie avec d'autres membres de l'équipe médicale.

Gestion des conflits : La simulation peut aider à naviguer et à résoudre les différends qui peuvent survenir dans des situations stressantes.

5. Familiarisation avec les nouvelles technologies :

Mise à jour des compétences : Avec l'évolution rapide de la technologie médicale, la simulation offre une opportunité d'apprendre à utiliser de nouveaux équipements en toute sécurité.

6. Évaluation et feedback :

Auto-évaluation : La simulation permet aux professionnels de la santé de reconnaître leurs forces et leurs domaines d'amélioration.

Feedback constructif : Recevoir des critiques et des conseils d'instructeurs et de pairs pour améliorer continuellement.

7. Aspects émotionnels et psychologiques :

Gérer le stress : La simulation aide à préparer les infirmiers à gérer le stress et l'anxiété qui peuvent survenir lors d'urgences réelles.

Renforcer la confiance : En s'entraînant dans un environnement simulé, les infirmiers peuvent gagner en assurance.

8. L'évolution de la simulation en chirurgie pédiatrique :

Des mannequins aux environnements virtuels : Exploration des avancées technologiques dans le domaine de la simulation médicale.

Dans le monde rapide et exigeant de la chirurgie pédiatrique, la simulation émerge comme une ressource inestimable pour préparer les infirmiers à affronter et à gérer efficacement les urgences. Elle renforce non seulement les compétences cliniques, mais aussi la confiance, la collaboration et la capacité de communication, des éléments clés pour assurer la sécurité et le bien-être des patients les plus jeunes et les plus vulnérables.

Communication avec la famille en cas d'imprévu

Dans le domaine de la chirurgie pédiatrique, la communication efficace avec les familles est une compétence fondamentale, en particulier lorsqu'il s'agit de partager des nouvelles inattendues ou défavorables. La manière dont cette communication est gérée peut avoir un impact durable sur la confiance de la famille dans l'équipe médicale et sur leur capacité à faire face à la situation.

1. Introduction :

L'importance de la communication : La nécessité de fournir des informations claires et précises aux familles, en particulier dans les moments de crise.

2. Se préparer à la conversation :

Rassembler les faits : Avant de parler à la famille, il est essentiel de comprendre pleinement la situation.

Choisir le bon moment et le bon lieu : Identifier un espace privé et calme, et s'assurer que le moment est propice à la conversation.

Assemblez l'équipe : Qui devrait être présent ? Quel rôle chaque membre de l'équipe jouera-t-il ?

3. Engager la conversation :

Utilisation d'un langage clair et simple : Éviter le jargon médical et s'assurer que la famille comprend chaque étape.

Être honnête : Il est essentiel de partager des informations précises, même si elles ne sont pas favorables.

Montrer de l'empathie : Reconnaître et valider les émotions de la famille.

4. Aborder les imprévus :

Complications chirurgicales : Comment informer la famille d'un changement ou d'une complication pendant la chirurgie ?

Résultats inattendus : Comment aborder des nouvelles inattendues concernant le diagnostic ou le pronostic ?

Décisions difficiles : Guider la famille à travers des décisions médicales complexes ou potentiellement controversées.

5. Offrir du soutien :

Ressources psychologiques : Faire appel à des conseillers ou des psychologues pour aider la famille à gérer le stress et le choc.

Soutien spirituel : Fournir des ressources ou des contacts pour le soutien spirituel si la famille le désire.

Connecter la famille à d'autres familles : Parfois, parler à quelqu'un qui a vécu une expérience similaire peut être apaisant.

6. Gérer les réactions :

La colère et le blâme : Comment gérer et répondre lorsque la famille est en colère ou cherche à blâmer ?

Le chagrin et la tristesse : Fournir un espace pour le chagrin tout en offrant un soutien.

7. Assurer un suivi :

> **Mises à jour régulières :** Continuer à informer la famille de l'évolution de la situation.

> **Sessions de debriefing :** Organiser des réunions de suivi pour répondre aux questions et clarifier tout malentendu.

La communication avec les familles en cas d'imprévu est l'une des tâches les plus difficiles mais aussi les plus cruciales en chirurgie pédiatrique. Aborder ces situations avec empathie, honnêteté et soutien renforce la relation entre l'équipe médicale et la famille, favorisant une meilleure compréhension et coopération dans les moments les plus difficiles.

Chapitre 18:
IMPLICATION DES PARENTS
ET DES PROCHES DANS LES SOINS

Le rôle des parents
comme partenaires de soins

Lorsqu'il s'agit des soins médicaux aux enfants, les parents ou tuteurs ne sont pas de simples spectateurs. Ils jouent un rôle vital, apportant une compréhension unique de leur enfant, de son comportement, de ses besoins et de ses antécédents. Leur implication active dans le processus de soins peut améliorer les résultats et le bien-être de l'enfant.

1. Introduction :
    Définir le partenariat : Comment les parents peuvent-ils collaborer avec l'équipe médicale pour offrir les meilleurs soins possibles ?
2. Les avantages d'une collaboration parent-professionnel :
    Perspective unique : Les parents connaissent leur enfant mieux que quiconque et peuvent offrir des informations précieuses.
    Amélioration des soins : La contribution des parents peut améliorer l'exactitude du diagnostic, la prise en charge et le confort de l'enfant.
    Réduction de l'anxiété : Lorsque les parents sont impliqués, leur propre anxiété peut être réduite, ce qui a un effet positif sur l'enfant.
3. Les domaines clés de collaboration :
    Prise d'antécédents médicaux : Les parents fournissent des détails essentiels sur l'historique médical et comportemental de l'enfant.

- **Définition des priorités de soins :** Identifier les préoccupations et les besoins spécifiques de l'enfant en concertation avec les parents.
- **Interventions quotidiennes :** Les parents peuvent aider à administrer les médicaments, à surveiller les signes vitaux, etc.

4. Formation et éducation des parents :
- **Fournir des informations :** Expliquer les procédures, les médicaments et les interventions pour que les parents comprennent et se sentent à l'aise.
- **Éducation aux techniques :** Apprendre aux parents certaines compétences de base pour s'occuper de leur enfant à la maison.
- **Ateliers et séminaires :** Organiser des sessions éducatives pour les parents sur divers sujets liés à la chirurgie pédiatrique.

5. Naviguer à travers les défis :
- **Désaccords sur les plans de traitement :** Comment gérer les situations où les parents et les professionnels de santé ne sont pas d'accord ?
- **Respecter la diversité culturelle :** Comprendre et respecter les croyances et pratiques culturelles qui peuvent influencer les décisions parentales.

6. Maintenir une communication ouverte :
- **Écouter activement :** Valoriser l'opinion des parents et les encourager à poser des questions.
- **Feedback régulier :** Informer les parents des progrès et des défis, et recueillir leurs rétroactions.

7. Le rôle du parent après la chirurgie :
- **Soins à domicile :** Préparer les parents à prendre soin de leur enfant après la sortie de l'hôpital.
- **Reconnaissance :** Valoriser l'implication des parents et reconnaître leur rôle essentiel.

Les parents, en tant que partenaires de soins, apportent une dimension irremplaçable à l'équipe médicale. En reconnaissant leur rôle et en les impliquant activement, nous pouvons offrir une prise en charge holistique et centrée sur l'enfant, favorisant ainsi des résultats optimaux et une expérience positive pour tous les acteurs impliqués.

Formation et éducation des parents pour les soins à domicile

Lorsque le bruit des machines et le bourdonnement constant de l'hôpital s'estompent pour faire place au calme familier de la maison, les parents d'un enfant ayant subi une chirurgie se trouvent souvent confrontés à une nouvelle réalité. Ils sont soudainement les principaux fournisseurs de soins pour leur enfant, sans le filet de sécurité immédiat du personnel médical à proximité. Cette transition, bien que souhaitable, peut s'avérer intimidante. C'est pourquoi la formation et l'éducation des parents pour les soins à domicile sont absolument essentielles.

Pendant le séjour à l'hôpital, il est crucial que les parents reçoivent une formation approfondie, adaptée à leurs besoins et à ceux de leur enfant. Cette formation ne se limite pas à une simple démonstration de techniques ou à la remise de brochures. Elle doit être interactive, impliquant une pratique répétée, des simulations et un retour d'information continu de la part des professionnels de santé.

Il est tout aussi essentiel d'éduquer les parents sur ce à quoi s'attendre une fois à la maison. Cela pourrait inclure la gestion des douleurs postopératoires, la reconnaissance des signes d'infection ou de complications, et l'administration correcte des médicaments. Mais au-delà de ces aspects techniques, les parents ont également besoin de conseils sur la manière d'apporter un soutien émotionnel à leur enfant, de gérer leur propre stress et de s'adapter à une nouvelle routine.

Les professionnels de santé peuvent utiliser diverses méthodes pour faciliter cette éducation. Les démonstrations en face à face, où les parents sont encouragés à pratiquer des techniques sous la surveillance d'un professionnel, peuvent être très efficaces. Des vidéos éducatives, des applications de suivi des soins et des ateliers peuvent également compléter la formation.

Mais l'aspect le plus crucial de cette éducation est peut-être le soutien continu. Savoir qu'ils peuvent contacter l'hôpital pour poser des questions ou obtenir des clarifications peut apporter une énorme tranquillité d'esprit aux parents. La mise en place de points de contact réguliers, que ce soit par téléphone, vidéo ou visites à domicile, peut garantir que les parents se sentent soutenus et capables de fournir les meilleurs soins possibles à leur enfant.

Préparer adéquatement les parents pour les soins à domicile après une chirurgie pédiatrique n'est pas seulement une question de compétences techniques. Il s'agit de renforcer leur confiance, de les soutenir émotionnellement et de s'assurer qu'ils sont équipés pour naviguer dans cette période postopératoire avec assurance et compassion. Une telle préparation est le fondement d'une guérison réussie et d'une transition en douceur vers la normalité pour l'enfant et sa famille.

Gérer les désaccords et tensions

La chirurgie pédiatrique est, par nature, un domaine où les émotions sont à fleur de peau. Les parents sont naturellement anxieux pour la santé et le bien-être de leur enfant, tandis que les professionnels de santé, malgré leur formation approfondie, sont souvent confrontés à des situations difficiles, à des décisions délicates et à des issues incertaines. Dans ce contexte, les désaccords et les tensions peuvent survenir, et la manière dont ils sont gérés peut avoir un impact significatif sur le bien-être de l'enfant et la qualité des soins.

Reconnaissance et validation des émotions : La première étape pour gérer efficacement les tensions est de reconnaître et de valider les émotions des personnes impliquées. Les parents peuvent se sentir impuissants, frustrés ou en colère face à la situation de leur enfant. Les professionnels de santé peuvent ressentir la pression de prendre les bonnes décisions tout en gérant leur propre stress émotionnel. Reconnaître ces sentiments est essentiel pour établir une communication ouverte et honnête.

Écoute active : L'écoute est peut-être l'outil le plus puissant à la disposition des professionnels de santé. En écoutant attentivement les préoccupations des parents sans jugement, ils peuvent identifier la source des tensions et travailler à y remédier. L'écoute active implique de ne pas seulement entendre les mots, mais de comprendre les émotions sous-jacentes et d'y répondre avec empathie.

Clarification des informations : Souvent, les désaccords naissent d'un manque de compréhension ou d'informations ambiguës. Il est donc crucial de s'assurer que toutes les parties disposent des informations correctes et complètes, présentées de manière claire et compréhensible.

Recherche de compromis : Dans certaines situations, il peut être nécessaire de rechercher un compromis qui respecte à la fois les préférences des parents et les recommandations médicales. Cela peut nécessiter une discussion approfondie, une collaboration et une certaine flexibilité de la part des professionnels de santé.

Médiation professionnelle : Dans les situations où les tensions persistent, il peut être bénéfique de faire appel à un médiateur professionnel. Ces experts peuvent aider à faciliter la communication, à clarifier les malentendus et à trouver des solutions mutuellement acceptables.

Soutien émotionnel : Fournir un soutien émotionnel, que ce soit sous la forme de consultations avec un psychologue ou d'un groupe de soutien pour les parents, peut aider à atténuer les tensions. De même, les professionnels de santé peuvent bénéficier de sessions de débriefing ou de groupes de soutien entre pairs pour gérer leur propre stress émotionnel.

La clé pour gérer les désaccords et les tensions en chirurgie pédiatrique est de rester centré sur l'objectif principal : le bien-être de l'enfant. En gardant cette priorité à l'esprit, les professionnels de santé et les parents peuvent travailler ensemble pour surmonter les défis et assurer les meilleurs soins possibles.

Chapitre 19:
ÉVALUATION ET ASSURANCE QUALITÉ

Protocoles d'évaluation des soins et des procédures

En chirurgie pédiatrique, comme dans toutes les disciplines médicales, il est essentiel de s'assurer que les soins prodigués sont sûrs, efficaces et conformes aux meilleures pratiques. Les protocoles d'évaluation des soins et des procédures jouent un rôle crucial pour garantir que les enfants bénéficient de soins de haute qualité. Ces protocoles nous offrent des outils pour mesurer, évaluer et, si nécessaire, modifier les interventions pour optimiser les résultats.

Objectifs des évaluations : Le but principal de l'évaluation est l'amélioration continue. Qu'il s'agisse d'identifier des domaines qui nécessitent une attention particulière, de repérer les tendances ou d'évaluer l'efficacité d'une nouvelle technique, la démarche d'évaluation vise à améliorer les soins et les résultats pour les patients.

Indicateurs de qualité : Ces indicateurs sont des mesures spécifiques qui donnent des informations sur la performance d'un hôpital ou d'une clinique. Ils peuvent concerner la sécurité des patients, la satisfaction, les résultats cliniques ou l'efficacité des procédures. Les exemples incluent le temps de récupération postopératoire, les taux d'infection post-chirurgicale et le pourcentage de patients nécessitant une réhospitalisation.

Audit clinique : Il s'agit d'un examen détaillé des pratiques cliniques actuelles pour s'assurer qu'elles sont conformes aux directives recommandées. L'audit peut mettre en lumière des domaines où les soins dévient des normes attendues, permettant ainsi une intervention ciblée pour améliorer la qualité.

Retours des patients et des familles : La perspective du patient et de sa famille est essentielle pour évaluer la qualité des soins. Des enquêtes de satisfaction, des groupes de discussion et d'autres formes de feedback peuvent fournir des informations précieuses sur l'expérience du patient, des informations qui pourraient ne pas être immédiatement évidentes pour les professionnels de santé.

Revues de mortalité et de morbidité (RMM) : Les RMM sont des réunions régulières au cours desquelles les professionnels de santé examinent les cas où les patients ont subi des complications ou sont décédés. Ces revues permettent d'identifier les causes des complications, d'apprendre des erreurs et d'établir des stratégies pour prévenir des incidents similaires à l'avenir.

Formation et éducation continues : À mesure que la médecine évolue, les protocoles et les directives changent également. La formation continue permet aux professionnels de santé de se tenir informés des dernières recherches, techniques et recommandations, garantissant ainsi que les patients bénéficient des soins les plus à jour.

Collaboration interdisciplinaire : La chirurgie pédiatrique n'est pas une discipline isolée. Elle s'appuie sur la collaboration entre de nombreux spécialistes. Des équipes multidisciplinaires, comprenant des chirurgiens, des anesthésistes, des pédiatres, des infirmiers et d'autres spécialistes, peuvent régulièrement se réunir pour évaluer les protocoles, discuter des cas et partager des connaissances.

Pour que la chirurgie pédiatrique continue à progresser, il est essentiel d'évaluer régulièrement les soins et les procédures. Les protocoles d'évaluation garantissent que chaque enfant reçoit des soins de la plus haute qualité possible, réduisant ainsi les risques et maximisant les résultats positifs.

Importance de la revue de morbi-mortalité

La revue de morbi-mortalité (RMM) est un outil médical puissant et essentiel, consacré à l'analyse des complications et des décès survenus lors de la prise en charge des patients. En chirurgie pédiatrique, où chaque intervention est un défi délicat aux multiples facettes, la RMM devient un pivot central pour assurer non seulement la qualité des soins, mais également leur évolution continue.

Apprentissage à partir des erreurs : L'une des plus grandes valeurs de la RMM est de transformer les erreurs, les complications et les décès en opportunités d'apprentissage. L'analyse approfondie de chaque cas permet de comprendre les causes profondes des événements indésirables, offrant ainsi la possibilité de les prévenir à l'avenir.

Climat de confiance : Une RMM bien menée favorise un environnement où les professionnels peuvent discuter ouvertement et honnêtement des incidents sans craindre le blâme ou la répercussion. Cet espace de communication sécurisé est vital pour que les leçons puissent être réellement tirées.

Standardisation des procédures : En identifiant des tendances ou des motifs récurrents lors des complications, la RMM peut mettre en lumière des lacunes dans les protocoles actuels, conduisant à l'élaboration et à l'adoption de nouvelles directives pour standardiser et optimiser les soins.

Amélioration de la qualité des soins : Au fil du temps, grâce aux insights obtenus lors des RMM, les établissements peuvent observer une amélioration tangible de la qualité des soins, avec une réduction des complications et une meilleure gestion des risques.

Responsabilisation et engagement : Participer à des RMM régulières incite l'ensemble de l'équipe médicale à s'engager activement dans l'amélioration continue, renforçant ainsi le sens des responsabilités de chacun.

Perspective holistique : Bien qu'elle soit centrée sur des événements indésirables, la RMM offre également une perspective plus large sur les soins prodigués. Elle permet d'analyser non seulement les facteurs cliniques, mais aussi les facteurs humains, organisationnels et systémiques qui peuvent influer sur les résultats des patients.

Renforcement des liens entre les professionnels : La RMM favorise la collaboration interdisciplinaire, créant ainsi des liens plus forts entre les différents acteurs du domaine médical. Chirurgiens, anesthésistes, infirmiers et autres spécialistes se retrouvent autour d'une même table, partageant leurs connaissances et leurs expériences.

La revue de morbi-mortalité est plus qu'une simple procédure ou un rituel médical. Elle incarne l'engagement indéfectible de la chirurgie pédiatrique à offrir des soins de la plus haute qualité possible, mettant en lumière les défis, mais aussi les opportunités pour élever constamment la barre de l'excellence.

Retours des patients et des familles pour améliorer la pratique

En matière de santé, l'expertise des professionnels médicaux est, bien entendu, indispensable. Cependant, la perspective unique des patients et de leurs familles est tout aussi cruciale. En chirurgie pédiatrique, où l'enfant est souvent au centre d'une constellation de soignants, écouter et intégrer les retours de ces derniers est un moyen essentiel d'affiner et d'améliorer la pratique.

Une source précieuse d'informations : Les patients et leurs proches vivent l'expérience médicale de manière intime. Leurs témoignages fournissent des informations concrètes sur le déroulement des soins, le confort de l'enfant, la communication avec l'équipe soignante ou encore l'efficacité des traitements.

Identifier les domaines d'amélioration : Si l'équipe médicale peut avoir une vue d'ensemble des procédures et des soins, certains détails ou aspects pratiques peuvent lui échapper. Les familles, en revanche, peuvent mettre en lumière des points nécessitant des ajustements.

Humanisation des soins : Lorsqu'on prend le temps d'écouter et de valoriser les retours des patients et des familles, on reconnaît leur rôle actif dans le processus de guérison. Cela contribue à une approche plus humaniste des soins, où l'enfant n'est pas seulement un cas médical, mais une personne avec ses besoins, ses peurs et ses aspirations.

Renforcement de la confiance : L'ouverture à la critique et la volonté d'amélioration témoignent d'un engagement professionnel sincère. Elles permettent de construire ou de renforcer la confiance entre l'équipe médicale, l'enfant et sa famille.

Adaptation aux évolutions sociétales : Les attentes et les besoins des familles peuvent évoluer avec le temps, en fonction des avancées technologiques, des changements sociaux ou culturels. Les retours réguliers permettent à l'équipe médicale de rester à jour et de s'adapter en conséquence.

Valorisation de l'expérience patient : Au-delà de l'amélioration des soins, les retours des patients et des familles peuvent être utilisés pour former de nouveaux professionnels, en leur offrant une vision complète et réaliste de la prise en charge.

Développement d'une culture de l'amélioration continue : En intégrant les retours dans la démarche qualité de l'établissement, on favorise une culture où l'évolution et l'adaptation sont constantes.

Intégrer les retours des patients et des familles n'est pas simplement un moyen d'améliorer la qualité des soins. C'est aussi une manière d'affirmer la place centrale de l'enfant et de sa famille dans le processus de soin, reconnaissant leur expertise et leur vécu comme des éléments fondamentaux de la prise en charge médicale.

Chapitre 20:
TECHNIQUES AVANCÉES ET SPÉCIALITÉS SOUS-DISCIPLINAIRES

Chirurgie laparoscopique et minimale invasive chez l'enfant

La chirurgie laparoscopique et minimale invasive a révolutionné le paysage médical de ces dernières décennies, apportant des avantages considérables tant pour les chirurgiens que pour les patients. Chez les enfants, cette approche est particulièrement bénéfique, permettant des interventions avec moins de traumatismes et des temps de récupération réduits. Plongeons dans ce monde fascinant où la technologie se met au service de la douceur.

Comprendre la laparoscopie : La chirurgie laparoscopique, également appelée "chirurgie par trous de serrure", consiste à réaliser des interventions chirurgicales à l'aide de petits instruments insérés par de minuscules incisions. Elle se distingue par l'usage d'une caméra, le laparoscope, qui guide le chirurgien tout au long de la procédure.

Les avantages pour l'enfant : Moins de douleur postopératoire, des cicatrices réduites, un risque moindre d'infections et de complications, ainsi qu'une hospitalisation plus courte : voilà quelques-uns des avantages indéniables de cette approche pour nos petits patients.

Indications courantes : Hernies, appendicite, certaines malformations... Nombreuses sont les indications chez l'enfant où la chirurgie minimale invasive se révèle être l'option privilégiée.

L'importance de la formation et de l'expertise : Bien qu'elle présente de nombreux avantages, cette technique requiert une formation spécifique et une grande expertise. Le chirurgien doit se familiariser avec une nouvelle ergonomie et apprendre à opérer en trois dimensions à travers un écran.

Défis et considérations particulières chez l'enfant : L'anatomie en perpétuel changement des enfants, la taille réduite de leurs organes et la nécessité d'équipements adaptés sont autant de défis propres à la chirurgie pédiatrique minimale invasive.

Innovations technologiques : L'évolution rapide de la technologie a permis de développer des instruments toujours plus fins et précis, des caméras haute définition, et même des robots assistés, rendant la chirurgie encore moins invasive.

L'importance du dialogue : Comme pour toute intervention, il est crucial d'entretenir un dialogue ouvert avec l'enfant et sa famille, d'expliquer la nature de l'intervention, ses avantages, ses risques, et d'être à l'écoute de leurs préoccupations.

Vers l'avenir : Avec les avancées continues en matière de technologie et de techniques chirurgicales, le futur de la chirurgie pédiatrique minimale invasive est prometteur, ouvrant la porte à des interventions encore plus sûres et moins invasives.

La chirurgie laparoscopique et minimale invasive chez l'enfant illustre parfaitement comment la technologie, lorsqu'elle est appliquée avec expertise et discernement, peut transformer la prise en charge médicale, rendant les interventions moins stressantes et plus supportables pour nos jeunes patients, tout en garantissant d'excellents résultats.

Transplantation d'organes en pédiatrie

La transplantation d'organes en pédiatrie est un domaine à la fois complexe et passionnant de la médecine moderne. Elle représente souvent le dernier espoir pour de nombreux enfants atteints de maladies graves ou de défaillances organiques, offrant une chance de vivre une vie plus longue et de meilleure qualité.

Pourquoi la transplantation en pédiatrie ? : La transplantation d'organes chez les enfants répond souvent à des pathologies congénitales ou à des affections graves survenues tôt dans la vie, rendant la transplantation vitale pour leur survie ou pour améliorer significativement leur qualité de vie.

Les organes couramment transplantés : Bien que le rein soit l'organe le plus couramment transplanté chez les enfants, le cœur, le foie, les poumons, et même l'intestin peuvent également être transplantés.

Les spécificités de la transplantation chez l'enfant : Les enfants ne sont pas de "petits adultes". Leurs besoins, leur croissance continue et leur développement nécessitent une prise en charge spécifique, tant au niveau de la sélection des donneurs, de la chirurgie elle-même que du suivi post-opératoire.

La recherche du donneur compatible : Trouver un donneur compatible est une course contre la montre. Avec les enfants, la taille et le poids de l'organe sont essentiels, tout comme la compatibilité immunologique.

La procédure de transplantation : Une fois un donneur identifié, la procédure est déclenchée. Chaque étape est cruciale, de la préparation du jeune patient à l'extraction de l'organe du donneur, puis à la transplantation elle-même.

La vie après la transplantation : La transplantation n'est que le début d'un long parcours. Le suivi post-opératoire est essentiel pour s'assurer que l'organe transplanté fonctionne correctement et que l'enfant ne présente pas de signes de rejet.

Les défis émotionnels et psychologiques : Pour l'enfant et sa famille, la transplantation est un voyage émotionnel intense. L'accompagnement psychologique est crucial pour les aider à gérer l'espoir, l'attente, les incertitudes, et finalement la joie d'une transplantation réussie.

L'importance du traitement immunosuppresseur : Pour éviter le rejet de l'organe transplanté, des médicaments immunosuppresseurs doivent être pris à vie. Comprendre leur importance, gérer les éventuels effets secondaires et veiller à leur prise régulière est essentiel pour le succès à long terme de la transplantation.

Témoignages et histoires de réussite : De nombreux enfants transplantés mènent une vie saine et épanouie, poursuivant leurs rêves et passions comme n'importe quel autre enfant. Leurs histoires sont une source d'inspiration et de motivation pour tous les professionnels impliqués dans le processus.

La transplantation d'organes en pédiatrie est un domaine où science, compétence chirurgicale et compassion se rencontrent. Elle illustre l'engagement inébranlable des équipes médicales à offrir une seconde chance à ces jeunes patients, leur permettant de s'épanouir et de réaliser leur potentiel dans la vie.

Chirurgie cardiaque et neurochirurgie pédiatrique

D'une complexité fascinante, la chirurgie cardiaque et neurochirurgicale en pédiatrie concerne les parties les plus vitales et délicates de l'enfant : son cœur et son cerveau. Ces chirurgies, parmi les plus sophistiquées et délicates, nécessitent non seulement une précision chirurgicale exceptionnelle, mais aussi une profonde compréhension des particularités anatomiques et physiologiques des enfants.

Introduction aux spécificités pédiatriques : Les enfants, en raison de leur croissance et de leur développement continus, présentent des défis particuliers en chirurgie. Leur anatomie en constante évolution, les variations dans la taille et la proportion des organes, ainsi que les réponses physiologiques différentes, nécessitent une expertise spécialisée.

Chirurgie cardiaque pédiatrique :

Pathologies cardiaques congénitales : Nombre d'interventions cardiaques en pédiatrie concernent des malformations présentes dès la naissance. Comprendre ces malformations, de la simple communication interventriculaire à la transposition des gros vaisseaux, est essentiel.

Techniques chirurgicales : Les interventions varient, des shunts palliatifs aux réparations complètes, et chaque technique a ses propres défis et avantages.

Support post-opératoire : La surveillance en unité de soins intensifs postopératoires est essentielle pour le succès de la chirurgie cardiaque chez l'enfant.

Neurochirurgie pédiatrique :

Pathologies courantes : Des affections comme l'hydrocéphalie, les tumeurs cérébrales, les malformations vasculaires et les spina bifida exigent des interventions neurochirurgicales spécialisées.

Techniques d'intervention : Les avancées technologiques, notamment l'imagerie en temps réel, ont révolutionné la manière dont les neurochirurgiens abordent le cerveau et la moelle épinière en pédiatrie.

Réhabilitation et suivi : Après une neurochirurgie, les soins ne s'arrêtent pas. La physiothérapie, l'ergothérapie et d'autres interventions peuvent être nécessaires pour aider l'enfant à retrouver ou développer des capacités.

Les défis émotionnels et psychologiques : Les interventions sur le cœur ou le cerveau de l'enfant sont intensément stressantes pour les familles. Un soutien psychologique adéquat est donc crucial.

Innovations et avenir : Des techniques moins invasives, l'impression 3D en chirurgie, la chirurgie guidée par la réalité augmentée... L'avenir de la chirurgie cardiaque et neurochirurgicale pédiatrique est riche de promesses.

Chaque intervention, qu'elle soit cardiaque ou neurologique, est une aventure médicale aux enjeux énormes. Derrière chaque scalpel, chaque suture, il y a un enfant, une famille, des espoirs et des rêves. C'est cette humanité profonde, combinée à la prouesse médicale, qui fait de la chirurgie cardiaque et neurochirurgicale pédiatrique une discipline véritablement exceptionnelle.

Chapitre 21:
SOINS PRÉ ET POST-OPÉRATOIRES SPÉCIFIQUES

Alimentation et nutrition préopératoire

L'alimentation et la nutrition jouent un rôle primordial dans la préparation d'un enfant à une intervention chirurgicale. Une nutrition adéquate avant l'opération peut influencer non seulement le résultat de la chirurgie, mais aussi la rapidité de la récupération de l'enfant. Dans le monde délicat de la pédiatrie, ces considérations sont d'autant plus importantes que le jeune corps est en pleine croissance et développement.

L'importance de la nutrition préopératoire : Tout comme un athlète se prépare pour une compétition, le corps d'un enfant doit être optimal pour faire face aux stress et aux défis de la chirurgie. Une alimentation équilibrée assure que tous les systèmes corporels fonctionnent à leur meilleur niveau, de la coagulation sanguine à la réponse immunitaire.

Évaluation nutritionnelle : Avant l'intervention, il est essentiel d'évaluer l'état nutritionnel de l'enfant. Cela peut impliquer des mesures anthropométriques, des analyses de sang et une évaluation diététique détaillée.

Jeûne préopératoire :

Raisons du jeûne : Éviter l'aspiration pulmonaire et ses complications est crucial. L'estomac doit être vide pour prévenir ce risque pendant l'anesthésie.

Directives actuelles : Les recommandations sur la durée du jeûne varient selon l'âge de l'enfant et le type de nourriture ou de liquide consommé.

Hydratation : Même si la prise de nourriture est limitée, l'importance de maintenir une hydratation adéquate est vitale. Des solutions spéciales peuvent être administrées pour éviter la déshydratation.

Supplémentation et besoins spécifiques :

Certains enfants, notamment ceux présentant des maladies chroniques ou des malformations, peuvent avoir des besoins nutritionnels spécifiques.

L'administration de vitamines ou de minéraux peut être nécessaire pour renforcer le système immunitaire ou accélérer la guérison.

Gestion des comorbidités : Les conditions comme le diabète ou les allergies alimentaires peuvent compliquer les directives préopératoires. Une collaboration étroite avec les spécialistes peut être nécessaire.

Éducation des parents : Informer les parents sur la manière de préparer leur enfant à la chirurgie est essentiel. Cela peut inclure des conseils sur la dernière fois qu'ils peuvent nourrir leur enfant et les types d'aliments ou de boissons à privilégier.

Réintroduction postopératoire : La nutrition préopératoire est intrinsèquement liée à l'alimentation après la chirurgie. Savoir quand et comment réintroduire des aliments solides ou liquides est crucial pour la récupération.

La préparation nutritionnelle, bien qu'elle puisse sembler une simple formalité, est en réalité un élément clé de la chirurgie pédiatrique. Elle garantit que le jeune patient est dans les meilleures conditions possibles pour faire face à l'intervention et pour une récupération optimale.

Surveillance postopératoire intensive : de la salle de réveil à l'unité de soins intensifs

La période postopératoire est un moment critique dans le parcours chirurgical d'un enfant. C'est une phase où le jeune patient est encore sous l'influence des anesthésiques, où son corps commence le processus de guérison, et où des complications peuvent se manifester. La surveillance intensive est donc primordiale, non seulement pour assurer le confort de l'enfant, mais aussi pour anticiper et gérer rapidement tout imprévu.

Premiers instants en salle de réveil :

Réveil de l'anesthésie : Chaque enfant réagit différemment lorsqu'il se réveille de l'anesthésie. Certains peuvent être désorientés, d'autres pleurer ou être agités. Il est crucial de les accueillir avec douceur et patience.

Premières évaluations : Les signes vitaux de l'enfant sont surveillés de près, notamment sa fréquence cardiaque, sa pression artérielle, sa saturation en oxygène et sa température.

Transfert vers l'unité de soins intensifs :

Selon la gravité de la chirurgie et la condition de l'enfant, un transfert vers une unité de soins intensifs pédiatriques (USIP) peut être nécessaire.

La communication entre les équipes est essentielle pour assurer une transition en douceur.

Surveillance en USIP :

Appareils de surveillance continue : En USIP, des équipements spécialisés surveillent en continu l'état de l'enfant, offrant une vue d'ensemble de ses fonctions vitales.

Gestion de la douleur : L'évaluation régulière de la douleur est cruciale. L'utilisation d'antalgiques, d'analgésiques et de techniques non pharmacologiques est adaptée à chaque enfant.

Complications potentielles :

Les premières heures suivant la chirurgie sont critiques. Les infirmiers doivent être vigilants à tout signe de saignement, d'infection, de détresse respiratoire ou de réaction indésirable à un médicament.

Support respiratoire :

Certains enfants peuvent nécessiter une assistance respiratoire, qu'il s'agisse d'oxygène supplémentaire ou d'une ventilation mécanique.

Alimentation et hydratation :

La réintroduction des liquides et des aliments doit être progressive et surveillée, en tenant compte du type de chirurgie effectuée et de l'état de l'enfant.

Communication avec la famille :

Les parents ou tuteurs sont souvent anxieux et ont besoin d'informations régulières sur l'état de leur enfant. Une communication ouverte et empathique est essentielle.

Préparation au transfert vers une unité de soins réguliers :

Lorsque l'enfant commence à se stabiliser, la préparation en vue de son transfert vers une unité moins intensive débute. Cette transition doit se faire en douceur, avec un passage de relais complet entre les équipes médicales.

La surveillance postopératoire intensive est un travail d'équipe. Chaque professionnel, qu'il soit infirmier, médecin, anesthésiste ou autre, joue un rôle clé pour s'assurer que l'enfant est non seulement en sécurité, mais aussi confortable et bien pris en charge après une intervention chirurgicale.

Importance
de la physiothérapie postopératoire

La physiothérapie joue un rôle capital dans la récupération postopératoire des patients, et ceci est particulièrement vrai pour les enfants. Les jeunes organismes sont en pleine croissance et possèdent une capacité de guérison remarquable, mais ils requièrent également une attention et une prise en charge spécifiques pour s'assurer que la guérison se fait de manière optimale. La physiothérapie postopératoire pédiatrique vise à accélérer la récupération, à rétablir la fonction et à minimiser les complications.

Réduction de la douleur et de l'inconfort :
Les techniques de physiothérapie, comme la mobilisation douce ou la thérapie par le froid, peuvent aider à réduire la douleur et l'enflure postopératoires, tout en améliorant la circulation sanguine autour de la zone opérée.
Prévention des complications respiratoires :
Après une chirurgie, surtout lorsqu'elle est thoracique ou abdominale, il peut exister un risque d'encombrement des poumons ou d'atélectasie. Les physiothérapeutes enseignent aux enfants des techniques de respiration profonde et de toux productive pour maintenir leurs poumons clairs.
Optimisation de la mobilité :
Une mobilisation précoce après une chirurgie peut prévenir de nombreuses complications, comme la formation de caillots sanguins, la perte de masse musculaire ou l'ankylose articulaire. La physiothérapie aide à restaurer la mobilité et la force musculaire de l'enfant.

Réadaptation spécifique à la chirurgie :

Pour des interventions telles que la chirurgie de la colonne vertébrale ou les interventions orthopédiques, des protocoles de rééducation spécifiques sont nécessaires pour s'assurer que l'enfant retrouve une fonction optimale sans compromettre les résultats chirurgicaux.

Soutien émotionnel et motivation :

La guérison est autant mentale que physique. Les physiothérapeutes jouent souvent le rôle de coachs motivants, encourageant les enfants à se surpasser, à se fixer des objectifs et à célébrer leurs progrès.

Éducation des parents et des soignants :

La prise en charge ne s'arrête pas à la sortie de l'hôpital. Les physiothérapeutes éduquent les parents sur la manière de soutenir la récupération de leur enfant à domicile, en leur enseignant des exercices spécifiques, des techniques de mobilisation ou des conseils pour le soulagement de la douleur.

Suivi à long terme :

Certains enfants pourraient nécessiter une physiothérapie pendant plusieurs mois ou années après la chirurgie, notamment s'ils présentent des conditions chroniques ou des handicaps.

La physiothérapie postopératoire est un élément essentiel du continuum de soins en chirurgie pédiatrique. Elle assure non seulement une récupération rapide et complète, mais elle veille également à ce que l'enfant retrouve la meilleure qualité de vie possible après une intervention chirurgicale.

Chapitre 22:
GESTION DES SITUATIONS D'URGENCE NON-CHIRURGICALES

Reconnaître et gérer les réactions allergiques

Les réactions allergiques, bien que rares, peuvent survenir à tout moment pendant le parcours chirurgical d'un enfant, que ce soit en raison d'un médicament, d'un produit utilisé pendant la chirurgie ou même d'un élément présent dans l'environnement hospitalier. Ces réactions peuvent varier en gravité, allant de légères éruptions cutanées à des réactions anaphylactiques potentiellement mortelles. Reconnaître rapidement et gérer efficacement ces réactions est essentiel pour garantir la sécurité et le bien-être de l'enfant.

Signes de réactions allergiques:
- **Réactions cutanées**: urticaire, érythème, démangeaisons ou gonflement.
- **Problèmes respiratoires**: sifflements, toux, essoufflement, ou sensation de serrement dans la poitrine.
- **Problèmes cardiovasculaires**: palpitations, hypotension, ou perte de conscience.
- **Symptômes gastro-intestinaux**: nausées, vomissements, ou diarrhée.
- **Autres**: sensation de tête qui tourne, maux de tête, ou crampes abdominales.

Identification de la cause:
Il est crucial d'identifier rapidement la cause de la réaction pour éviter une nouvelle exposition. L'historique médical de l'enfant, les médicaments

administrés récemment, et toute substance avec laquelle il est entré en contact peuvent fournir des indices.

Prise en charge initiale:

Arrêter l'agent responsable: Si un médicament est identifié comme la cause, il doit être immédiatement arrêté.

Assurer les voies respiratoires: Dans les cas graves, il peut être nécessaire d'administrer de l'oxygène ou de procéder à une intubation.

Administration d'adrénaline: En cas d'anaphylaxie, l'adrénaline est le traitement de choix et doit être administrée sans délai.

Autres médicaments: Des antihistaminiques, des corticostéroïdes, et des bronchodilatateurs peuvent être administrés selon les symptômes.

Surveillance continue:

Une fois la réaction prise en charge, il est impératif de surveiller l'enfant pendant plusieurs heures pour s'assurer qu'il ne présente pas de symptômes récurrents.

Éducation et prévention:

Informer la famille sur la réaction allergique est crucial. Ils doivent savoir comment reconnaître les signes d'une réaction future et ce qu'il faut faire en cas de nouvelle exposition. Des tests allergologiques peuvent être envisagés pour identifier précisément les allergènes responsables.

Communication avec l'équipe:

Informer l'ensemble de l'équipe médicale et chirurgicale de la réaction allergique permet de mettre à jour le dossier médical de l'enfant et d'assurer une meilleure coordination des soins futurs.

La reconnaissance rapide et la gestion efficace des réactions allergiques peuvent faire la différence entre une issue bénigne et une situation potentiellement mortelle. Les infirmiers en chirurgie pédiatrique, dotés de connaissances et d'une formation adéquate, sont souvent les premiers à identifier et à intervenir face à ces situations d'urgence, soulignant ainsi leur rôle essentiel dans la sécurité et le bien-être des enfants.

L'enfant avec des besoins médicaux spécifiques (ex. diabète)

Lorsqu'il s'agit de soigner des enfants nécessitant une intervention chirurgicale, la présence de maladies chroniques comme le diabète peut complexifier la prise en charge. Le diabète, caractérisé par une hyperglycémie chronique due soit à un manque d'insuline (type 1), soit à une résistance à l'insuline (type 2), nécessite une attention particulière tout au long du parcours chirurgical.

Évaluation préopératoire:

Historique du diabète: Depuis combien de temps l'enfant est-il diagnostiqué? Quel est son régime thérapeutique actuel?

Contrôle glycémique: L'évaluation des taux de glucose sanguin récents, y compris les mesures de l'HbA1c, donnera une indication sur le contrôle glycémique à long terme.

Présence de complications: Neuropathie, néphropathie, et problèmes cardiaques doivent être évalués.

Gestion périopératoire du glucose:

Jeûne préopératoire: Les enfants diabétiques doivent souvent jeûner avant la chirurgie, ce qui peut entraîner des problèmes de glycémie. La dose d'insuline et l'alimentation pourront nécessiter des ajustements.

154

Surveillance étroite: Le glucose sanguin doit être surveillé fréquemment avant, pendant et après la chirurgie pour détecter et traiter tout déséquilibre.

Médicaments et insulinothérapie:

Ajustements de la dose: L'insuline et d'autres médicaments antidiabétiques pourraient nécessiter des ajustements en fonction du type de chirurgie et de l'état de l'enfant.

Pompe à insuline: Si l'enfant utilise une pompe, les paramètres pourront être modifiés ou, dans certains cas, la pompe pourrait être retirée temporairement.

Risques spécifiques:

Hypoglycémie: Un risque majeur qui peut survenir, en particulier si l'enfant jeûne ou si sa dose d'insuline n'est pas correctement ajustée.

Hyperglycémie: Le stress de la chirurgie peut augmenter la glycémie.

Complications de la maladie: Les enfants ayant des complications liées au diabète peuvent être plus sensibles à certaines interventions ou anesthésies.

Récupération et éducation:

Surveillance postopératoire: La surveillance du glucose doit se poursuivre après la chirurgie, surtout lors du rétablissement initial.

Éducation: Les parents et l'enfant devraient être éduqués sur la gestion postopératoire du diabète, les signes d'alerte à surveiller et quand consulter un professionnel de santé.

Communication et collaboration:

L'équipe chirurgicale doit travailler en étroite collaboration avec l'endocrinologue ou le diabétologue de l'enfant pour assurer une prise en charge optimale.

Pour l'infirmier en chirurgie pédiatrique, la compréhension du diabète et de ses implications dans le contexte chirurgical est essentielle. Ces enfants, avec leurs besoins médicaux spécifiques, requièrent une attention, une expertise et une compassion particulières pour assurer leur sécurité et leur bien-être tout au long du parcours chirurgical.

Urgences respiratoires et cardiovasculaires

La chirurgie pédiatrique, tout comme la médecine pédiatrique, se heurte à des défis uniques en raison des spécificités anatomiques, physiologiques et développementales des enfants. En période périopératoire, les enfants peuvent présenter des urgences qui nécessitent une intervention rapide, en particulier des complications respiratoires et cardiovasculaires. La prise en charge efficace de ces urgences est essentielle pour garantir des résultats positifs.

1. Urgences respiratoires :
- **Obstruction des voies respiratoires :** Plus fréquente chez les jeunes enfants en raison de leurs voies respiratoires proportionnellement plus étroites. La cause peut être anatomique (corps étranger, oedème) ou fonctionnelle (spasme laryngé, bronchospasme).
- **Défaillance respiratoire :** Elle se caractérise par une hypoxie (diminution de l'oxygène dans le sang) et une hypercapnie (augmentation du dioxyde de carbone). Elle peut résulter d'une pneumonie, d'une atélectasie postopératoire ou d'autres pathologies pulmonaires.
- **Pneumothorax :** L'air s'accumule dans la cavité pleurale, comprimant le poumon. Cela peut résulter d'une blessure chirurgicale, d'une ventilation mécanique ou d'un traumatisme.

2. Urgences cardiovasculaires :

   Choc : Une condition potentiellement mortelle où le corps n'est pas suffisamment perfusé. Peut être dû à une perte de sang (choc hémorragique), à une réaction allergique grave (choc anaphylactique) ou à une infection sévère (choc septique).

   Arrêt cardiaque : Une situation où le cœur cesse de battre efficacement. Chez les enfants, l'arrêt cardiaque est souvent précédé d'une période de défaillance respiratoire.

   Troubles du rythme : Les enfants peuvent présenter des arythmies, comme la tachycardie ou la bradycardie, qui nécessitent une intervention rapide.

3. Interventions infirmières :

   Évaluation rapide : La reconnaissance précoce des signes et symptômes est essentielle. Les paramètres vitaux, la saturation en oxygène et la conscience doivent être régulièrement surveillés.

   Intervention immédiate : En cas de détresse respiratoire, garantir la perméabilité des voies respiratoires est essentiel, que ce soit par une position optimale, l'aspiration ou l'intubation. Pour les urgences cardiovasculaires, cela pourrait impliquer la RCP, l'administration de médicaments ou d'autres interventions spécifiques.

   Collaboration : Travailler en étroite collaboration avec l'anesthésiste, le chirurgien et d'autres membres de l'équipe médicale est crucial.

   Éducation et prévention : Éduquer les parents sur les signes d'alerte à surveiller une fois à la maison et renforcer l'importance du suivi postopératoire.

Dans l'ensemble, les urgences respiratoires et cardiovasculaires en chirurgie pédiatrique requièrent une évaluation rapide, une intervention efficace et une collaboration étroite au sein de l'équipe médicale. L'infirmier en chirurgie pédiatrique joue un rôle crucial dans la prise en charge de ces urgences, veillant à la sécurité et au bien-être de l'enfant tout au long du processus chirurgical.

Chapitre 23:
RETOUR À LA COMMUNAUTÉ ET SUIVI À LONG TERME

Suivi médical et chirurgical après la sortie

La période suivant une intervention chirurgicale chez un enfant est une étape aussi cruciale que la chirurgie elle-même. Elle joue un rôle déterminant dans la réussite de l'opération et dans la prévention des complications. Le suivi postopératoire doit être à la fois médical, pour évaluer l'état de santé de l'enfant, et chirurgical, pour s'assurer de la bonne évolution de la zone opérée.

1. La première consultation postopératoire :
Elle est généralement programmée quelques jours ou quelques semaines après la sortie de l'hôpital. Elle permet d'évaluer :

- La cicatrisation : L'état de la plaie, l'absence d'infection ou de complications.
- La récupération fonctionnelle : Par exemple, après une chirurgie orthopédique, l'enfant peut-il marcher ou bouger correctement?
- La douleur : Est-elle gérée efficacement? Le traitement antidouleur est-il adapté?

2. Le suivi à moyen et long terme :
Certains enfants nécessitent un suivi régulier pendant plusieurs mois, voire plusieurs années, notamment en cas de malformations congénitales ou de pathologies chroniques. Ce suivi permet de :

- S'assurer de la croissance et du développement normaux de l'enfant.
- Identifier rapidement d'éventuelles complications ou rechutes.

Adapter le traitement ou le mode de vie de l'enfant en fonction de l'évolution de sa pathologie ou de sa chirurgie.

3. La collaboration avec d'autres spécialistes :

Selon la nature de la chirurgie, l'enfant peut avoir besoin de voir d'autres spécialistes, tels que des physiothérapeutes, des nutritionnistes ou des orthophonistes. Ces spécialistes vont contribuer à la rééducation et à la réadaptation de l'enfant.

4. L'éducation et l'accompagnement des parents :

Les parents jouent un rôle central dans la réussite du suivi postopératoire. Ils doivent être informés des signes d'alerte, des soins à apporter à la maison et de la manière d'administrer les médicaments. Leur anxiété et leurs préoccupations doivent être prises en compte et traitées avec attention.

5. Le rôle de l'infirmier en chirurgie pédiatrique :

Outre les consultations médicales, l'infirmier a un rôle essentiel dans le suivi postopératoire :

- Il peut être le premier point de contact en cas de préoccupation ou de problème.
- Il assure l'éducation et le soutien des parents.
- Il surveille l'état de santé de l'enfant, notamment à travers des visites à domicile ou des appels téléphoniques.

Le suivi médical et chirurgical après une intervention est essentiel pour garantir le bien-être de l'enfant et la réussite de l'opération. L'accompagnement, l'éducation et la vigilance sont les maîtres mots de cette période postopératoire. La collaboration étroite entre les médecins, les infirmiers et la famille est la clé pour offrir à l'enfant les meilleurs soins possibles.

Réintégration scolaire et sociale après une chirurgie majeure

La chirurgie est un événement traumatisant pour un enfant, tant sur le plan physique que psychologique. La phase qui suit, celle de la réintégration dans sa vie quotidienne, est donc cruciale. Cette étape concerne non seulement son retour à l'école, mais aussi sa capacité à retrouver sa place parmi ses pairs, dans ses activités extra-scolaires et dans sa vie sociale en général.

1. La préparation au retour à l'école :
Avant de retourner en classe, il est essentiel d'expliquer à l'enfant ce qui va se passer, ce qu'il pourrait ressentir et comment gérer d'éventuelles difficultés. L'objectif est de minimiser l'anxiété et d'augmenter sa confiance.

- **Communication avec l'école :** Les enseignants et le personnel de l'école doivent être informés de la situation médicale de l'enfant, des éventuelles limitations et des besoins spécifiques.
- **Aménagements scolaires :** Des adaptations peuvent être nécessaires, comme une chaise spéciale, des pauses supplémentaires ou un soutien pédagogique.

2. Gestion des réactions des pairs :
L'enfant peut craindre la réaction de ses camarades, qu'il s'agisse de questions, de regards ou de moqueries.

- **Préparation psychologique :** Des séances avec un psychologue peuvent aider l'enfant à anticiper et gérer ces réactions.
- **Séances d'information :** Avec l'accord de l'enfant et de ses parents, une session d'information peut être organisée à l'école pour expliquer la situation aux autres élèves, favorisant ainsi la compréhension et l'empathie.

3. Réintégration des activités extra-scolaires :
Que ce soit le sport, la musique ou l'art, reprendre une activité aimée peut grandement aider l'enfant à retrouver confiance en lui et à se sentir "normal" à nouveau.

  Évaluation médicale : Certains sports ou activités pourraient nécessiter l'approbation d'un médecin.

  Adaptation progressive : Il est souvent préférable de commencer lentement et d'augmenter progressivement l'intensité ou la durée de l'activité.

4. Soutien émotionnel et social :
La famille joue un rôle central, mais d'autres sources de soutien peuvent être utiles :

  Groupes de soutien : Rencontrer d'autres enfants ayant vécu des expériences similaires peut être bénéfique.

  Thérapie : Un professionnel peut aider l'enfant à traiter ses émotions et à développer des stratégies d'adaptation.

5. Surveillance continue :
Le retour à la vie normale ne signifie pas la fin du suivi médical. Il est essentiel de surveiller l'enfant pour détecter rapidement tout problème physique ou émotionnel.

La réintégration scolaire et sociale après une chirurgie majeure est un processus complexe qui nécessite la collaboration de l'enfant, de sa famille, des professionnels de santé et de l'école. Chaque enfant est unique, et son parcours de réintégration le sera aussi. Cependant, avec le soutien approprié et une communication ouverte, la plupart des enfants peuvent retrouver leur place dans leur communauté et continuer à s'épanouir.

Rôle des associations
et des groupes de soutien

Le chemin médical et chirurgical d'un enfant est jonché de défis, d'émotions et d'incertitudes. Dans ce parcours, les associations et les groupes de soutien jouent un rôle fondamental, apportant aide, écoute et conseils. Leur impact va bien au-delà de la simple dimension médicale, touchant aux aspects émotionnels, sociaux et pratiques de la vie des familles et des enfants concernés.

1. Un refuge émotionnel :
Les associations et groupes de soutien offrent souvent un espace où les parents et les enfants peuvent exprimer leurs peurs, leurs espoirs, leurs frustrations et leurs succès.
- **Écoute active :** Partager avec d'autres qui vivent ou ont vécu une situation similaire procure un sentiment de compréhension profonde et véritable.
- **Soutien psychologique :** De nombreux groupes offrent un accès à des psychologues ou à des séances de thérapie de groupe.

2. Une source d'information :
Lorsqu'on est confronté à une maladie ou à une intervention chirurgicale, l'information est vitale.
- **Ateliers et séminaires :** Ces sessions, souvent organisées par des experts, offrent des connaissances actualisées sur les traitements, les techniques chirurgicales ou les nouvelles recherches.
- **Documentation :** Les associations fournissent souvent des brochures, des livres ou des vidéos pédagogiques adaptés aux enfants et aux parents.

3. Aide pratique :
Le parcours médical peut avoir des implications pratiques majeures pour les familles.
- **Assistance financière :** Certaines associations peuvent offrir des aides pour couvrir les frais médicaux ou les déplacements.

Logement : Pour les familles devant se déplacer loin de chez elles pour une intervention, certaines associations proposent des solutions d'hébergement.

4. Plaidoyer et sensibilisation :

Ces groupes jouent souvent un rôle actif dans la défense des droits des patients et la sensibilisation du grand public.

Campagnes de sensibilisation : Elles visent à informer le grand public sur certaines maladies ou conditions.

Lobbying : Certaines associations militent pour le financement de la recherche, l'amélioration des soins ou la reconnaissance des droits des patients.

5. Un réseau social pour l'enfant :

Les enfants bénéficient également grandement de ces associations, trouvant souvent des amis qui comprennent leur situation.

Activités et camps : Des événements spéciaux, où les enfants peuvent se rencontrer et partager, renforcent le sentiment d'appartenance.

Programmes de mentorat : Les enfants plus âgés ou les adultes ayant vécu des expériences similaires peuvent guider et soutenir les plus jeunes.

Les associations et groupes de soutien constituent un maillon essentiel du réseau de soins autour de l'enfant et de sa famille. Ils offrent bien plus que du soutien : ils fournissent une communauté. Dans le monde souvent intimidant et incertain de la médecine, ces groupes sont une bouée pour de nombreuses familles, leur donnant les outils, la force et l'espoir nécessaires pour naviguer dans ces eaux turbulentes.

Chapitre 24:
L'ÉTHIQUE
EN CHIRURGIE PÉDIATRIQUE

Les dilemmes éthiques courants

En chirurgie pédiatrique, tout comme dans d'autres domaines de la médecine, les professionnels de santé sont fréquemment confrontés à des dilemmes éthiques. Ces situations, souvent complexes, mettent en jeu non seulement les principes médicaux, mais aussi les valeurs morales, les croyances culturelles et les droits des patients.

1. L'autonomie du patient versus le rôle protecteur des parents :
L'enfant est-il en mesure de prendre une décision concernant sa propre santé ? Jusqu'où les parents peuvent-ils décider pour lui ? Et que se passe-t-il lorsque l'enfant et les parents sont en désaccord ?
- **Consentement éclairé :** L'importance de fournir des informations complètes tout en s'assurant que l'enfant et les parents les comprennent.
- **Refus de traitement :** Comment gérer les situations où les parents refusent un traitement potentiellement salvateur pour leur enfant en raison de croyances religieuses ou personnelles.

2. Fin de vie et décisions de limitation ou d'arrêt des traitements :
Les décisions concernant la fin de vie sont parmi les plus difficiles en chirurgie pédiatrique.
- **Décider du moment :** Comment déterminer quand il est approprié de mettre fin aux traitements curatifs et de passer aux soins palliatifs ?

Implication des parents : À quel point les parents devraient-ils être impliqués dans ces décisions, et que faire en cas de désaccord ?

3. Rationnement des ressources et équité :

Les ressources médicales ne sont pas illimitées. Comment décider de la répartition de ces ressources, notamment en termes d'accès à la chirurgie ou à certains traitements ?

Listes d'attente : Comment établir des priorités pour les interventions chirurgicales lorsque la demande dépasse l'offre ?

Accès aux traitements innovants : Comment décider qui devrait bénéficier des nouveaux traitements ou techniques chirurgicales, souvent coûteux et limités ?

4. Recherche et essais cliniques :

La participation des enfants à la recherche est essentielle pour faire progresser la médecine. Mais comment garantir leur sécurité et leur bien-être ?

Consentement : Comment obtenir un consentement éclairé pour un enfant participant à une recherche ?

Équilibrer les bénéfices et les risques : Comment assurer que les bénéfices potentiels de la participation à la recherche l'emportent sur les risques encourus ?

5. Confidentialité et vie privée :

Protéger la vie privée de l'enfant tout en garantissant sa sécurité peut s'avérer un défi.

Droits des adolescents : Comment gérer la confidentialité pour les adolescents qui souhaitent garder certains aspects de leur santé privés, même vis-à-vis de leurs parents ?

Situations de danger : Comment agir lorsqu'on suspecte que l'enfant est en danger ou maltraité à la maison ?

Les dilemmes éthiques en chirurgie pédiatrique ne sont pas simplement des défis théoriques. Ils ont un impact profond et tangible sur la vie des patients, des familles et des professionnels de santé. Naviguer dans ces eaux troubles nécessite une solide formation éthique, une communication transparente et ouverte, et une réflexion constante sur les valeurs et les principes qui guident la médecine.

La fin de vie et
les décisions de retrait de traitement

La fin de vie chez l'enfant est un moment profondément poignant et délicat. La douleur émotionnelle peut être insurmontable, et le poids des décisions à prendre peut sembler écrasant pour tous ceux qui sont impliqués. En chirurgie pédiatrique, le retrait ou la limitation des traitements curatifs se heurte à de nombreuses questions éthiques, émotionnelles et médicales.

1. La complexité émotionnelle :
La mort d'un enfant est, pour beaucoup, contre-intuitive au cours naturel de la vie. Le chagrin des parents, des frères et sœurs, et même des professionnels de santé peut être intensifié par cette perception.

- **L'importance du deuil anticipé :** Cela permet aux familles et aux équipes soignantes de se préparer à la perte imminente.
- **Soutien psychologique :** La présence d'une équipe pluridisciplinaire, comprenant des psychologues et des travailleurs sociaux, est essentielle pour accompagner la famille dans ce processus.

2. Les considérations éthiques :
La décision de retirer ou de limiter un traitement repose sur une évaluation minutieuse des bénéfices et des risques, tant sur le plan médical qu'éthique.

- **Le principe de non-nuisance :** Faut-il continuer un traitement qui pourrait prolonger la souffrance sans apporter d'amélioration significative à la qualité de vie ?

- **Respect de l'autonomie :** Dans quelle mesure un enfant est-il capable d'exprimer ses propres souhaits concernant la fin de vie, et comment les respecter ?

3. Les décisions médicales :

Évaluer la trajectoire clinique de l'enfant et les options de traitement disponibles est fondamental.

- **Consultations collégiales :** Une approche multidisciplinaire permet de rassembler diverses expertises pour évaluer la situation.
- **L'importance de la communication :** Les équipes médicales doivent s'efforcer de communiquer clairement et avec compassion à la famille, expliquant les raisons médicales derrière les recommandations.

4. Le processus de retrait de traitement :

Si la décision est prise de retirer un traitement curatif, le processus doit être abordé avec une immense délicatesse et humanité.

- **Accompagnement palliatif :** S'assurer que l'enfant est confortable et sans douleur.
- **Soutien familial :** Accorder aux familles le temps et l'espace pour dire au revoir à leur manière.

5. Après le décès :

La prise en charge ne s'arrête pas à la mort de l'enfant.

- **Accompagnement du deuil :** Les familles peuvent nécessiter un soutien psychologique pour surmonter leur perte.
- **Débriefing avec l'équipe médicale :** Le personnel de santé peut également avoir besoin d'un espace pour exprimer ses émotions et tirer des enseignements de l'expérience.

La fin de vie en chirurgie pédiatrique est un domaine où la médecine rencontre profondément l'humanité. Chaque décision doit être prise avec une grande réflexion, une immense compassion et un profond respect pour la vie et la dignité de chaque enfant.

Cas particuliers : chirurgie sur des jumeaux conjoints, procédures à la demande des parents, etc.

La chirurgie pédiatrique, bien qu'orientée autour des besoins spécifiques de l'enfant, se trouve parfois confrontée à des situations exceptionnelles. Ces scénarios mettent à l'épreuve non seulement les compétences techniques et médicales du chirurgien, mais aussi son discernement éthique.

1. Chirurgie sur des jumeaux conjoints :
Les jumeaux conjoints, parfois appelés « siamois », naissent physiquement connectés. Bien que rare, leur séparation chirurgicale pose des défis considérables.

- **Évaluation médicale :** Chaque cas est unique. Une évaluation minutieuse est nécessaire pour déterminer la faisabilité et les risques associés à la séparation.
- **Considérations éthiques :** Lorsque la séparation met en danger la vie de l'un ou des deux jumeaux, ou si elle peut entraîner une diminution significative de la qualité de vie, la décision devient plus complexe.
- **Préparation psychologique :** Les parents, mais aussi l'équipe médicale, doivent être préparés à tous les résultats possibles.

2. Procédures à la demande des parents :
Dans certains cas, les parents peuvent demander des interventions chirurgicales pour des raisons non médicales, telles que des procédures esthétiques ou culturelles.

- **Interventions culturelles :** Des procédures comme la circoncision sont courantes dans certaines cultures, mais peuvent poser des questions éthiques dans d'autres contextes.

Chirurgie esthétique : Les demandes pour des interventions comme l'otoplastie (correction des oreilles décollées) chez les enfants doivent être évaluées avec précaution, en tenant compte du bien-être psychologique de l'enfant.

3. Chirurgie sans bénéfice médical direct :

Des situations comme le prélèvement d'organes sur un enfant en bonne santé pour sauver un frère ou une sœur nécessitent une réflexion approfondie.

Bénéfice vs Risque : Même si l'intervention peut sauver la vie d'un autre enfant, elle expose l'enfant donneur à des risques.

Consentement éclairé : Comment s'assurer que l'enfant donneur, en fonction de son âge, comprend et accepte la procédure ?

4. Refus de traitement basé sur des croyances religieuses ou culturelles :

Parfois, les parents peuvent refuser un traitement chirurgical nécessaire pour leur enfant en raison de croyances profondes.

Respect des croyances : Tandis que le respect des croyances des parents est fondamental, le bien-être et les droits de l'enfant doivent également être pris en compte.

Législation et intervention juridique : Dans certaines juridictions, une intervention médicale peut être imposée malgré les objections parentales si elle est jugée nécessaire pour sauver la vie de l'enfant.

Les cas particuliers en chirurgie pédiatrique exigent non seulement une expertise médicale, mais aussi une capacité à naviguer dans des terrains éthiques délicats. Dans chaque situation, l'intérêt supérieur de l'enfant doit toujours être au cœur des décisions prises.

Chapitre 25:
LES SOINS PALLIATIFS
EN CHIRURGIE PÉDIATRIQUE

Introduction
aux soins palliatifs pédiatriques

Dans l'univers complexe de la médecine pédiatrique, les soins palliatifs émergent comme une spécialité dédiée à améliorer la qualité de vie des enfants atteints de maladies potentiellement mortelles. Contrairement à l'idée reçue, les soins palliatifs ne se limitent pas aux derniers instants de la vie, mais englobent une approche holistique qui vise à soulager la douleur et autres symptômes, à soutenir psychologiquement l'enfant et sa famille, et à garantir que chaque moment compte, quelle que soit l'issue de la maladie.

1. Définition des soins palliatifs pédiatriques :
Les soins palliatifs pédiatriques se définissent par une prise en charge globale, axée sur le confort et le bien-être de l'enfant. Ils ne se concentrent pas seulement sur la fin de vie, mais peuvent être introduits à n'importe quelle étape de la maladie, parfois même dès le diagnostic.

2. Distinct des soins pour adultes :
Bien que partageant des principes communs avec les soins palliatifs pour adultes, la version pédiatrique présente des spécificités. Les enfants ne sont pas de « petits adultes ». Leurs besoins, leur compréhension de la maladie et de la mort, ainsi que leurs réactions face à la douleur et à la détresse varient en fonction de leur âge et de leur développement.

3. La douleur chez l'enfant :
La prise en charge de la douleur est un élément central des soins palliatifs pédiatriques. Les enfants expriment la douleur différemment, et il est essentiel pour les professionnels de santé de reconnaître et de traiter efficacement cette douleur, qu'elle soit physique, émotionnelle, ou psychologique.

4. La dimension psychosociale :
Confrontés à la maladie grave d'un enfant, les familles traversent une tempête d'émotions. Les soins palliatifs pédiatriques mettent un point d'honneur à soutenir non seulement l'enfant, mais aussi sa famille, en proposant un accompagnement psychologique, des conseils, et parfois même un soutien spirituel.

5. L'importance de la communication :
Parler à un enfant de sa maladie, de la douleur ou de la mort est un art délicat. L'équipe de soins palliatifs pédiatriques travaille à établir une communication ouverte, honnête et adaptée à l'âge et à la maturité de l'enfant.

Les soins palliatifs pédiatriques représentent une approche englobante qui reconnaît l'unicité de chaque enfant et de sa famille. Ils cherchent à apporter réconfort, soulagement, et une meilleure qualité de vie, en célébrant chaque moment, chaque rire, chaque larme, et en assurant que chaque enfant, quelle que soit sa condition, est traité avec dignité, amour et respect.

Gestion de la douleur et du confort

La douleur est une expérience complexe et subjective. Chez les enfants, sa gestion est une préoccupation majeure pour les soignants, notamment en chirurgie pédiatrique. Assurer le confort des jeunes patients n'est pas qu'une question de bien-être ; c'est également essentiel pour leur récupération et leur développement global.

1. Évaluation de la douleur chez l'enfant :
L'évaluation de la douleur chez l'enfant est un défi en soi. Les enfants, en fonction de leur âge et de leur développement, n'expriment pas la douleur de la même manière que les adultes. Les professionnels de santé utilisent divers outils et échelles adaptés à l'âge de l'enfant pour évaluer de manière objective la douleur.

2. Principes de la pharmacologie de la douleur :
La prise en charge médicamenteuse de la douleur est adaptée à la physiologie de l'enfant. Les doses, la fréquence et le type de médicaments sont ajustés en fonction de l'âge, du poids et de l'état de santé général de l'enfant. De l'analgesie aux opioïdes, le choix est fait avec précision.

3. Techniques non pharmacologiques :
Les méthodes non médicamenteuses jouent un rôle essentiel dans la gestion de la douleur. Distraction, jeux, musicothérapie, techniques de relaxation, et interventions psychologiques sont autant d'outils qui, combinés aux médicaments, peuvent offrir un soulagement significatif.

4. Prise en compte de la douleur chronique :
Certains enfants peuvent souffrir de douleurs persistantes après une intervention chirurgicale. La reconnaissance et la prise en charge de cette douleur chronique sont cruciales pour éviter des complications à long terme, tant physiques que psychologiques.

5. Le rôle crucial des parents :
Les parents, en tant que premiers observateurs et protecteurs de leur enfant, jouent un rôle clé dans la gestion de la douleur. Leur participation active, leur

formation et leur soutien sont essentiels pour garantir le confort de l'enfant.

6. Défis spécifiques en chirurgie pédiatrique :
La chirurgie, par sa nature invasive, est souvent associée à des douleurs postopératoires. L'équipe médicale doit être particulièrement attentive à la prise en charge de cette douleur pour assurer une récupération rapide et minimiser le traumatisme.

La gestion de la douleur et du confort est au cœur de la chirurgie pédiatrique. Au-delà des techniques et des médicaments, c'est une démarche globale, une philosophie centrée sur l'enfant et sa famille. En garantissant le soulagement de la douleur, les soignants offrent à l'enfant une chance de récupérer dans les meilleures conditions, de grandir et de s'épanouir pleinement.

Soutien aux familles en phase terminale

Lorsqu'un enfant est en phase terminale, toute la famille est plongée dans un océan d'émotions, de doutes et de douleurs. L'instant présent devient alors chargé de sens, et chaque moment partagé prend une valeur inestimable. Dans ce contexte douloureux, les professionnels de santé ont pour mission d'apporter un soutien à la fois médical, émotionnel et spirituel à l'enfant et à sa famille.

1. Reconnaître et valider les émotions :
Chaque membre de la famille vivra cette période de manière unique. Tristesse, colère, déni, sentiment d'injustice... toutes ces émotions sont légitimes et nécessitent reconnaissance et validation. Les équipes soignantes s'efforcent de créer un espace de parole pour

chaque membre de la famille, pour les aider à exprimer et à comprendre leurs ressentis.

2. Prise en charge médicale et confort de l'enfant :
L'objectif principal en phase terminale n'est plus la guérison, mais le bien-être de l'enfant. Les traitements sont réajustés pour assurer le plus grand confort possible, atténuer la douleur et permettre à l'enfant de vivre ses derniers moments dans la dignité.

3. Accompagnement spirituel et rituels :
Quelles que soient leurs croyances ou leur religion, les familles peuvent avoir besoin de soutien spirituel. Des aumôniers, des conseillers spirituels ou des thérapeutes peuvent aider les familles à trouver du sens, à accomplir des rituels ou à préparer des adieux.

4. Préparation au deuil :
Le deuil commence bien avant la perte effective de l'être aimé. Les professionnels accompagnent la famille dans ce processus de deuil anticipé, les aidant à envisager la suite, à se préparer émotionnellement et à chercher des ressources pour affronter la perte.

5. Souvenirs et moments partagés :
Des initiatives simples comme la création d'albums photos, l'enregistrement de voix ou de vidéos, peuvent aider la famille à immortaliser les moments passés avec l'enfant. Ces souvenirs sont précieux pour honorer la mémoire de l'enfant et trouver du réconfort dans les jours sombres à venir.

6. Ressources et groupes de soutien :
Il est essentiel de diriger les familles vers des ressources externes, qu'il s'agisse de groupes de soutien, de thérapies de deuil ou d'organismes spécialisés. Ces structures offrent un cadre sécurisant pour partager, échanger et se sentir moins seul face à la douleur.

Le soutien aux familles en phase terminale est un acte empreint de compassion, de respect et d'écoute. En plaçant l'enfant et sa famille au cœur de leurs préoccupations, les équipes soignantes permettent à chacun de vivre cette épreuve dans les meilleures conditions possibles, entouré d'amour et de bienveillance.

Chapitre 26:
LES COMPLICATIONS
RARES MAIS GRAVES

Complications anesthésiques spécifiques à la pédiatrie

L'anesthésie pédiatrique, malgré ses similitudes avec l'anesthésie chez l'adulte, présente des défis et des complications spécifiques. Le métabolisme unique de l'enfant, sa physiologie en constante évolution, et ses particularités anatomiques requièrent une expertise et une vigilance accrues de la part de l'anesthésiste. Penchons-nous sur ces complications spécifiques à la pédiatrie, pour mieux comprendre et anticiper.

1. Voies aériennes difficiles :
Les enfants, en particulier les nourrissons, ont une anatomie des voies respiratoires distincte de celle des adultes. Leur langue est relativement plus grosse, et l'épiglotte est plus courte et moins flexible. Ces caractéristiques peuvent rendre l'intubation plus délicate.

2. Hypoxémie :
Le taux métabolique élevé des enfants et leur capacité pulmonaire limitée font qu'ils consomment plus d'oxygène et produisent davantage de dioxyde de carbone. Ils peuvent donc rapidement devenir hypoxémiques, surtout en cas d'apnée ou de difficultés d'intubation.

3. Hypothermie :
Les enfants ont une plus grande surface corporelle par rapport à leur poids, ce qui les rend plus sensibles aux variations de température. Une salle d'opération froide ou

une intervention prolongée peut entraîner une hypothermie rapide.

4. Bradycardie :
Les enfants dépendent davantage de leur fréquence cardiaque pour maintenir un débit cardiaque adéquat. L'utilisation de certains médicaments ou le stress peuvent entraîner une bradycardie, qui doit être traitée rapidement.

5. Réactions allergiques :
Les enfants peuvent être plus susceptibles à certaines allergies médicamenteuses ou à des réactions anesthésiques, comme le syndrome de l'hyperthermie maligne.

6. Toxicité médicamenteuse :
Le métabolisme différent et la fonction rénale en développement chez les enfants peuvent les rendre plus vulnérables à la toxicité de certains agents anesthésiques.

7. Complications post-opératoires :
Après une intervention, les enfants peuvent souffrir de nausées, de vomissements, ou d'un réveil agité, en partie à cause de la sensibilité accrue de leur système nerveux central.

La gestion de l'anesthésie chez l'enfant demande une formation spécifique et une attention constante à ses particularités physiologiques et anatomiques. Toutefois, grâce aux avancées technologiques et à l'expertise des anesthésistes pédiatriques, la plupart des complications peuvent être anticipées et gérées, garantissant ainsi la sécurité et le bien-être des plus jeunes patients.

Syndromes post-chirurgicaux rares

Dans le monde de la chirurgie pédiatrique, les complications post-opératoires communes, bien que préoccupantes, sont souvent anticipées et gérées grâce à l'expertise médicale actuelle. Cependant, il existe des syndromes post-chirurgicaux rares qui, bien qu'infrequents, nécessitent une connaissance approfondie et une détection rapide pour assurer la sécurité de l'enfant. Découvrons quelques-uns de ces syndromes, qui demeurent parfois des énigmes pour les professionnels de santé.

1. Syndrome de compartiment abdominal :
Après certaines interventions chirurgicales, une augmentation de la pression à l'intérieur de l'abdomen peut compromettre la circulation sanguine et la fonction des organes internes. Ce syndrome nécessite une intervention immédiate pour éviter des complications graves.

2. Syndrome de loge :
Semblable au syndrome de compartiment, mais localisé généralement dans les membres. Une pression accrue dans une loge musculaire peut entraver la circulation et endommager le muscle et les nerfs.

3. Syndrome du retrait post-chirurgical :
Chez les enfants qui étaient sous médication à long terme ou sous sédation prolongée, un retrait soudain de ces médicaments après la chirurgie peut entraîner des symptômes tels que l'agitation, la tachycardie, et les tremblements.

4. Syndrome de libération d'histamine :
Il s'agit d'une réaction pseudo-allergique qui peut survenir en réponse à certains médicaments ou produits utilisés

pendant la chirurgie. Les symptômes ressemblent à une réaction allergique, mais sans implication du système immunitaire.

5. Syndrome de douleur régional complexe :
Après une chirurgie, en particulier celle des membres, certains enfants peuvent développer une douleur disproportionnée par rapport à l'intervention. La douleur peut être accompagnée de changements de couleur ou de température de la peau.

6. Syndrome de détresse respiratoire post-péricardiotomie (SDRPP) :
Après une chirurgie cardiaque, certains enfants peuvent développer une inflammation des poumons, entraînant une insuffisance respiratoire. Les symptômes ressemblent à ceux d'une pneumonie, mais sans infection sous-jacente.

Si ces syndromes post-chirurgicaux rares peuvent sembler inquiétants, il est essentiel de se rappeler que le personnel médical est formé pour les détecter et les traiter rapidement. L'importance de la surveillance post-opératoire et de la communication avec l'équipe médicale ne peut être sous-estimée. En reconnaissant les symptômes précoces et en intervenant rapidement, de nombreux effets indésirables peuvent être minimisés ou évités, garantissant ainsi le meilleur résultat possible pour chaque jeune patient.

Identification précoce et prise en charge

Dans le domaine médical, et plus particulièrement en chirurgie pédiatrique, l'adage "le temps, c'est de l'essence" prend tout son sens. Les enfants, en raison de leur physiologie unique et de leur capacité limitée à verbaliser leurs symptômes, présentent souvent des défis diagnostiques. L'identification précoce des complications ou des pathologies et une prise en charge rapide sont cruciales pour optimiser les résultats et minimiser les séquelles potentielles.

1. Reconnaissance des signes vitaux atypiques :
Chez les enfants, des variations même mineures des signes vitaux peuvent être le prélude à un problème majeur. Une fréquence cardiaque élevée, par exemple, peut être le premier signe de sepsis ou d'hémorragie.

2. Évaluation régulière :
Les enfants peuvent se détériorer rapidement. Une surveillance régulière, même en l'absence de symptômes évidents, peut aider à identifier les complications avant qu'elles ne deviennent critiques.

3. Écoute active :
Les enfants peuvent ne pas être en mesure d'exprimer leurs symptômes clairement. Écouter activement leurs plaintes et observer leur comportement peut fournir des indices précieux.

4. Collaboration avec les parents :
Les parents connaissent le mieux leur enfant. Si un parent exprime des préoccupations ou note un changement dans le comportement de son enfant, cela doit être pris au sérieux.

5. Utilisation de la technologie :
Des outils comme l'échographie point-of-care peuvent aider à identifier rapidement des problèmes tels que des obstructions ou des hémorragies internes.

6. Formation continue :
La médecine évolue constamment. La formation continue permet aux professionnels de santé de rester à jour sur les dernières méthodes diagnostiques et thérapeutiques.

7. Protocoles d'urgence :
Avoir des protocoles d'urgence en place et s'entraîner régulièrement à les suivre peut accélérer la prise en charge lorsqu'une situation critique se présente.

L'identification précoce des problèmes et une prise en charge rapide sont la pierre angulaire de la réussite thérapeutique en chirurgie pédiatrique. Grâce à une surveillance attentive, une formation continue et une collaboration étroite avec les parents, les professionnels de santé peuvent assurer les meilleurs soins possibles à leurs jeunes patients.

Chapitre 27:
ASPECTS ENVIRONNEMENTAUX DE LA SALLE D'OPÉRATION

Ergonomie de la salle d'opération

L'ergonomie, l'étude scientifique de l'interaction entre les personnes et les systèmes, est essentielle dans l'environnement de la salle d'opération (SO) pour garantir la sécurité, l'efficacité et le confort de l'équipe chirurgicale ainsi que du patient. En chirurgie pédiatrique, les nuances spécifiques à cette population rendent l'ergonomie encore plus cruciale.

1. Conception de la salle : La taille et la disposition de la salle doivent permettre une circulation fluide des professionnels tout en hébergeant l'équipement nécessaire. Les salles doivent être adaptées à des patients de petite taille, avec des tables chirurgicales et des équipements ajustables.

2. Éclairage : Un éclairage adapté est essentiel, car les structures anatomiques chez les enfants sont plus petites et nécessitent une précision chirurgicale. Les lampes chirurgicales réglables et les lunettes-loupes peuvent aider à améliorer la visibilité.

3. Instrumentation : La chirurgie pédiatrique nécessite souvent des instruments plus petits et spécifiquement conçus pour la physiologie de l'enfant. Leur organisation et leur disposition doivent être intuitives pour minimiser le temps de recherche pendant l'opération.

4. Moniteurs et écrans : Placer les écrans à une hauteur et un angle optimal permet à l'équipe chirurgicale de surveiller facilement les signes vitaux de l'enfant et toute imagerie nécessaire sans tension musculaire ou inconfort.

5. Positionnement du patient : L'immobilisation et le confort de l'enfant sont primordiaux. Les supports et coussins doivent être disponibles et adaptés à différentes tailles et morphologies.

6. Espace pour l'anesthésie : L'équipe d'anesthésie nécessite un espace dédié, avec un accès immédiat aux voies respiratoires de l'enfant et à tous les médicaments et équipements essentiels.

7. Prévention de la fatigue : Des sols adaptés, des chaises ergonomiques et la possibilité de prendre des pauses régulières peuvent aider à prévenir la fatigue de l'équipe, un facteur clé pour éviter les erreurs.

8. Minimisation du bruit : La réduction des distractions sonores est essentielle pour la concentration. L'acoustique de la salle d'opération peut être conçue pour minimiser les bruits inutiles.

L'ergonomie de la salle d'opération joue un rôle crucial dans le succès des interventions chirurgicales pédiatriques. Une conception et une mise en œuvre réfléchies peuvent non seulement améliorer l'efficacité et la sécurité de l'opération, mais aussi préserver la santé et le bien-être de l'équipe chirurgicale. En fin de compte, l'objectif est de fournir les meilleurs soins possibles aux jeunes patients tout en soutenant ceux qui travaillent sans relâche pour les soigner.

Utilisation d'équipements adaptés aux enfants

Lorsque l'on intervient sur un patient pédiatrique, l'utilisation d'équipements spécifiquement conçus pour les enfants est primordiale. Ceux-ci sont adaptés à la taille, à la physiologie et aux besoins des enfants, ce qui maximise la sécurité et l'efficacité des interventions.

1. Dimensions adaptées : Les enfants ne sont pas simplement des versions réduites des adultes. Leurs proportions anatomiques diffèrent, nécessitant ainsi des équipements de tailles spécifiques. Des instruments chirurgicaux plus petits ou des cathéters plus fins peuvent être requis.

2. Moniteurs et capteurs : Les moniteurs utilisés en pédiatrie ont souvent des capteurs adaptés à la peau délicate des enfants et à leurs petites dimensions. Ces dispositifs fournissent des données vitales avec une précision accrue.

3. Tables chirurgicales ajustables : Ces tables sont conçues pour accueillir des enfants de tous âges, des nouveau-nés aux adolescents. Elles offrent des réglages adaptés pour assurer le positionnement et l'immobilisation sécurisés du patient.

4. Appareils d'anesthésie : Les systèmes d'anesthésie pédiatrique sont conçus pour délivrer des doses précises adaptées au poids et à la taille de l'enfant, minimisant ainsi les risques d'overdose ou de complications.

5. Dispositifs d'imagerie : Que ce soit pour des radiographies, des IRM ou des échographies, les machines adaptées aux enfants sont souvent plus petites et conçues pour réduire l'anxiété, avec parfois des éléments ludiques intégrés.

6. Vêtements et literie : Les vêtements hospitaliers, les draps et les couvertures sont conçus pour être confortables, avec des tailles et des motifs adaptés aux enfants, contribuant à rendre l'environnement moins intimidant.

7. Equipements de rééducation : En physiothérapie, les équipements tels que les ballons, les poids ou les appareils de marche sont adaptés aux dimensions et aux besoins des enfants, favorisant une récupération optimale.

Conclusion :

L'utilisation d'équipements adaptés aux enfants en chirurgie pédiatrique est essentielle pour assurer des soins optimaux. Ces équipements, spécialement conçus pour répondre aux particularités des jeunes patients, maximisent non seulement la sécurité et l'efficacité des procédures, mais contribuent également à réduire le stress et l'anxiété chez l'enfant, facilitant ainsi sa coopération et sa récupération. Une attention particulière à ces détails peut faire une différence significative dans les résultats chirurgicaux et dans l'expérience globale de l'enfant et de sa famille.

Prévention de la contamination et gestion des déchets

L'environnement chirurgical pédiatrique est particulièrement exigeant en termes de prévention de la contamination. Avec des systèmes immunitaires encore en développement, les enfants sont souvent plus vulnérables aux infections. Ainsi, garantir un environnement stérile et gérer efficacement les déchets médicaux devient capital.

1. Protocoles de stérilisation renforcés :
Tous les instruments chirurgicaux utilisés doivent subir une stérilisation rigoureuse pour éliminer toute trace de micro-organismes pathogènes. L'usage d'autoclaves et d'autres dispositifs de stérilisation est systématique.

2. Tenue chirurgicale :
Le port de blouses stériles, de masques, de gants et de lunettes de protection est obligatoire pour tout le personnel en salle d'opération. Ces équipements, souvent à usage unique, sont essentiels pour prévenir la propagation d'agents infectieux.

3. Salle d'opération à flux laminaire :
Certaines interventions nécessitent des salles d'opération équipées de systèmes de ventilation à flux laminaire,

garantissant un air purifié en continu, réduisant ainsi le risque d'infections nosocomiales.

4. Gestion des déchets :
Tous les déchets générés pendant une opération, qu'il s'agisse de gants, de compresses ou de seringues, sont considérés comme potentiellement infectieux. Ils doivent être jetés dans des conteneurs spécifiques, puis traités conformément aux réglementations.

5. Élimination sécurisée des objets tranchants :
Les aiguilles, scalpels et autres instruments tranchants doivent être jetés dans des containers spéciaux pour éviter les blessures et la propagation de maladies.

6. Gestion des liquides biologiques :
Les liquides comme le sang ou les autres fluides corporels sont traités comme des déchets à haut risque. Des précautions spécifiques sont prises pour leur élimination.

7. Formation continue :
Le personnel médical est régulièrement formé et mis à jour sur les meilleures pratiques en matière de prévention de la contamination et de gestion des déchets, s'assurant que les standards les plus élevés soient toujours respectés.

8. Audits et contrôles :
Des équipes spécialisées effectuent régulièrement des audits pour veiller à ce que les protocoles de sécurité soient strictement suivis. Ces évaluations permettent d'identifier et de rectifier rapidement tout écart.

La prévention de la contamination et la gestion des déchets en chirurgie pédiatrique sont des éléments centraux pour garantir la sécurité des petits patients. Dans un milieu où la marge d'erreur est quasi inexistante, chaque étape, chaque protocole, compte. Les hôpitaux et les cliniques s'efforcent constamment d'améliorer leurs méthodes pour offrir un environnement sûr, non seulement pour les enfants, mais aussi pour le personnel soignant et l'ensemble de la communauté.

Chapitre 28:
INFIRMIER FORMATEUR
EN CHIRURGIE PÉDIATRIQUE

Techniques de formation
et d'encadrement

La chirurgie pédiatrique est une discipline délicate, nécessitant une expertise pointue et une approche multidimensionnelle. Pour former efficacement les professionnels dans ce domaine, des techniques de formation et d'encadrement spécifiques sont employées, combinant à la fois la théorie, la pratique et les compétences interpersonnelles.

1. Formation théorique :
La base de tout apprentissage médical démarre par l'acquisition de connaissances théoriques. Cela comprend l'étude de l'anatomie, de la physiologie, des pathologies pédiatriques spécifiques, des techniques chirurgicales et des procédures standard.

2. Simulations et scénarios :
Avec l'avènement de la technologie, les simulations chirurgicales sont devenues un outil précieux pour la formation. Elles offrent aux chirurgiens en formation l'opportunité de pratiquer des procédures complexes dans un environnement sans risque.

3. Rotation clinique :
Permettant une immersion totale, les rotations dans différentes spécialités chirurgicales pédiatriques donnent aux apprenants la chance d'observer, d'interagir et de pratiquer sous supervision directe.

4. Mentorat :
Un encadrement rapproché par un chirurgien expérimenté est essentiel. Le mentor guide l'apprenant, non seulement dans les techniques chirurgicales, mais aussi dans le développement de compétences cliniques et de prise de décision.

5. Ateliers pratiques :
Organisés régulièrement, ces ateliers offrent aux participants la chance de maîtriser des techniques spécifiques, d'utiliser de nouveaux équipements ou de s'entraîner sur des spécimens anatomiques.

6. Feedback régulier :
L'évaluation continue et les retours constructifs permettent aux apprenants de comprendre leurs points forts et leurs zones d'amélioration, facilitant ainsi leur progression.

7. Développement des compétences interpersonnelles :
Des formations en communication, gestion de conflits et travail d'équipe sont cruciales, car un chirurgien pédiatrique doit pouvoir collaborer efficacement avec d'autres professionnels de santé, les enfants et leurs familles.

8. Études de cas et revues de morbi-mortalité :
Ces sessions permettent aux professionnels de discuter des cas complexes, d'analyser les complications et d'apprendre des erreurs, dans une démarche d'amélioration continue.

9. Recherche et publications :
Encourager les chirurgiens en formation à s'engager dans des projets de recherche et à publier leurs découvertes renforce non seulement leurs connaissances, mais contribue aussi à l'évolution de la discipline.

10. Formation continue :
La médecine est un domaine en perpétuelle évolution. Les chirurgiens pédiatriques doivent donc s'engager dans une formation continue tout au long de leur carrière, pour rester à jour sur les dernières avancées.

La formation et l'encadrement en chirurgie pédiatrique sont essentiels pour garantir des soins de qualité aux jeunes patients. En combinant des techniques pédagogiques éprouvées avec des innovations modernes, cette spécialité continue de former des professionnels hautement qualifiés, dédiés à l'amélioration de la santé des enfants.

Création de modules éducatifs pour les nouveaux employés

L'intégration réussie des nouveaux employés est cruciale pour le bon fonctionnement d'une organisation. Un des éléments clés de cette intégration est la formation, qui peut être grandement facilitée par la création de modules éducatifs. Voici un guide pas à pas pour créer des modules efficaces.

1. Évaluation des besoins :
Avant tout, il est essentiel de définir clairement les compétences et connaissances que les nouveaux employés doivent acquérir. Cette évaluation peut être réalisée en collaboration avec les responsables de départements, les formateurs et les ressources humaines.

2. Définition des objectifs d'apprentissage :
Une fois les besoins identifiés, déterminez les objectifs précis que chaque module vise à atteindre. Ces objectifs doivent être SMART : Spécifiques, Mesurables, Atteignables, Réalistes, et Temporellement définis.

3. Sélection du format :
Selon le type de contenu et le public cible, vous pouvez opter pour différents formats : vidéos, webinaires, présentations interactives, documents PDF, quiz, simulations, etc.

4. Création du contenu :
Assurez-vous que le contenu est clair, concis et pertinent. Utilisez des exemples concrets, des études de cas et des mises en situation. Intégrez des éléments visuels et audio pour rendre le module plus engageant.

5. Intégration d'interactivité :
L'apprentissage est plus efficace lorsque l'apprenant est actif. Intégrez des quiz, des exercices pratiques, des forums de discussion ou des sondages pour favoriser l'interaction.

6. Test et révision :
Avant de déployer le module, testez-le auprès d'un petit groupe. Recueillez leurs feedbacks et apportez les modifications nécessaires.

7. Déploiement :
Mettez les modules à disposition des nouveaux employés via une plateforme d'apprentissage en ligne, un intranet ou des sessions en présentiel.

8. Suivi et évaluation :
Surveillez la progression des employés et évaluez leur compréhension du contenu. Cela peut être fait à travers des tests, des évaluations ou des discussions.

9. Mise à jour continue :
Le monde professionnel évolue constamment. Assurez-vous de mettre à jour régulièrement les modules pour qu'ils restent pertinents et actuels.

10. Encouragement de la rétroaction :
Favorisez un environnement où les employés se sentent libres de donner leur avis sur le contenu, ce qui permettra une amélioration continue.

La création de modules éducatifs pour les nouveaux employés est un investissement qui peut grandement améliorer l'efficacité de l'intégration et la productivité des employés. En adoptant une approche structurée et en mettant l'accent sur la pertinence et l'interactivité, vous pouvez garantir que votre formation sera à la fois engageante et efficace.

Évaluation des compétences

L'évaluation des compétences est un processus par lequel on mesure et analyse les capacités d'un individu par rapport à un ensemble défini de compétences ou de normes. Qu'il s'agisse de compétences techniques, soft skills, ou de compétences comportementales, leur évaluation est essentielle pour assurer la progression de l'individu et répondre aux besoins changeants de l'organisation. Voici une exploration détaillée de l'importance et de la mise en œuvre de cette démarche.

1. Pourquoi évaluer les compétences ?
L'évaluation des compétences offre plusieurs avantages :
- **Développement personnel :** Elle aide les individus à identifier leurs points forts et leurs zones d'amélioration, offrant ainsi des opportunités de formation ciblée.
- **Planification de carrière :** Elle aide les employés et les gestionnaires à identifier les trajectoires de carrière possibles.

- **Recrutement :** Elle garantit que les candidats possèdent les compétences requises pour un poste donné.
- **Gestion des performances :** Elle offre un moyen d'évaluer la performance d'un employé de manière objective.

2. Comment évaluer les compétences ?

Il existe plusieurs méthodes pour évaluer les compétences :

- **Auto-évaluation :** Les individus évaluent leurs propres compétences. Bien que cette méthode puisse manquer d'objectivité, elle offre une perspective introspective.
- **Évaluations à 360 degrés :** Les collègues, superviseurs, et d'autres parties prenantes fournissent des feedbacks sur l'individu.
- **Tests techniques :** Des évaluations spécifiques pour mesurer des compétences techniques, comme les tests de codage pour les développeurs.
- **Simulations et études de cas :** Les individus sont placés dans des situations réalistes pour évaluer comment ils utilisent leurs compétences en situation réelle.
- **Entretiens structurés :** Des questions spécifiques sont posées pour évaluer certaines compétences.

3. Comment interpréter les résultats ?

Une fois l'évaluation effectuée, il est crucial de fournir des feedbacks constructifs. Les points forts doivent être reconnus, tandis que les domaines d'amélioration doivent être abordés avec empathie et des suggestions concrètes.

4. Comment utiliser les résultats pour le développement professionnel ?

En fonction des résultats, un plan de développement peut être établi. Cela pourrait inclure des formations, du mentorat, ou des opportunités d'apprentissage sur le tas. Les employés devraient être encouragés à prendre en main leur propre développement.

L'évaluation des compétences est un outil puissant pour assurer que les individus et les organisations progressent ensemble. En adoptant une approche holistique, basée sur l'objectivité et la bienveillance, les organisations peuvent créer un environnement où les employés se sentent valorisés, soutenus et motivés à se surpasser.

Chapitre 29:
CONCLUSION ET AVENIR
DE LA CHIRURGIE PÉDIATRIQUE

Innovations technologiques
et chirurgicales à venir

Les avancées technologiques et les découvertes scientifiques ont toujours été des vecteurs de progrès en chirurgie. Aujourd'hui, à l'aube d'une nouvelle décennie, de nombreuses innovations s'annoncent, promettant de révolutionner la chirurgie telle que nous la connaissons.

1. Chirurgie assistée par la réalité augmentée :
Les chirurgiens pourront superposer des images 3D issues d'IRM, de scanners ou d'autres imageries médicales à la réalité, leur permettant de voir à travers les tissus et d'opérer avec une précision inégalée.

2. Microbots en chirurgie :
Des micro-robots contrôlés à distance pourraient être introduits dans le corps pour effectuer des interventions sans incision, réduisant ainsi les risques d'infection et accélérant le temps de récupération.

3. Imprimantes 3D en chirurgie reconstructive :
L'utilisation d'imprimantes 3D pour créer des organes, des os ou des tissus personnalisés pourrait révolutionner la transplantation et la chirurgie reconstructive.

4. Intelligence artificielle et apprentissage automatique :
L'IA pourrait aider à prévoir les complications potentielles, choisir la meilleure méthode chirurgicale pour un patient

donné, ou même assister les chirurgiens en temps réel lors des interventions.

5. Télémédecine et chirurgie à distance :
Des robots chirurgicaux pourraient être commandés à distance par des experts, permettant des interventions dans des zones éloignées ou difficilement accessibles.

6. Nanotechnologie :
Les nanotechnologies offrent le potentiel de cibler et de traiter des maladies à l'échelle moléculaire, ouvrant des portes à des traitements chirurgicaux moins invasifs et plus efficaces.

7. Biomonitoring en temps réel :
Des capteurs intégrés pourraient surveiller les signes vitaux et d'autres indicateurs en temps réel pendant la chirurgie, permettant une intervention rapide en cas d'anomalie.

8. Theragnostics :
La combinaison du diagnostic et du traitement grâce à des agents biologiques ou chimiques spécifiques permettra une médecine personnalisée et ciblée.

9. Formation chirurgicale avec réalité virtuelle :
Les chirurgiens en formation pourraient s'entraîner dans un environnement virtuel, permettant un apprentissage pratique sans risque pour le patient.

10. Bio-adhésifs et techniques de suture sans fil :
De nouveaux matériaux pourraient remplacer les sutures traditionnelles, offrant des cicatrices réduites et une récupération améliorée.

Alors que ces innovations continuent d'émerger et d'évoluer, elles portent la promesse d'améliorations significatives en matière de résultats pour les patients, de réduction des coûts, de formation chirurgicale, et de l'expansion de l'accès aux soins chirurgicaux. Toutefois, ces avancées doivent être adoptées avec prudence, en veillant à ce que la technologie renforce la pratique chirurgicale sans compromettre l'art et l'humanité de la médecine.

L'importance croissante du rôle de l'infirmier

À travers les décennies, le rôle de l'infirmier a profondément évolué. Autrefois perçu comme une profession d'assistance aux médecins, le métier d'infirmier est devenu un pilier central du système de santé. Cette transformation s'inscrit dans une dynamique où l'infirmier est non seulement le garant du bien-être du patient mais aussi un acteur majeur dans la gestion des soins.

1. Éducation et spécialisation :
Avec la complexité croissante des soins, l'infirmier d'aujourd'hui possède souvent une formation spécialisée, qu'il s'agisse de soins intensifs, d'oncologie, de pédiatrie ou de toute autre spécialité. Cette expertise lui permet d'intervenir avec précision dans des situations spécifiques.

2. Autonomie décisionnelle :
Dans de nombreux contextes, l'infirmier a acquis une plus grande autonomie, prenant des décisions relatives aux soins du patient, à l'administration des médicaments, ou à la gestion des urgences.

3. Collaboration interprofessionnelle :
L'infirmier collabore étroitement avec divers professionnels de la santé – médecins, pharmaciens, travailleurs sociaux, et autres – assurant une prise en charge globale du patient.

4. Promotion de la santé :
Au-delà des soins directs, l'infirmier joue un rôle clé dans l'éducation des patients, les aidant à comprendre leur état de santé, les traitements proposés, et les mesures préventives à adopter.

5. Recherche en soins infirmiers :
De nombreux infirmiers sont impliqués dans la recherche, visant à améliorer les pratiques de soins, à optimiser les interventions, et à contribuer à l'avancement des connaissances médicales.

6. Gestion et leadership :
Avec leur connaissance approfondie des besoins des patients et des dynamiques hospitalières, de nombreux infirmiers gravissent les échelons pour assumer des rôles de gestion, dirigeant des équipes, des départements ou même des établissements.

7. Sensibilisation et plaidoyer :
Face aux défis sociaux, comme les épidémies ou les inégalités en matière de santé, l'infirmier est souvent en première ligne pour sensibiliser le public, plaidant pour des politiques de santé équitables et des interventions appropriées.

Le rôle croissant de l'infirmier reflète une prise de conscience collective de l'importance des soins centrés sur le patient. Dans une ère où la médecine devient de plus en plus spécialisée, l'infirmier demeure le lien essentiel entre le système de santé et le patient, garantissant des soins cohérents, empathiques et de qualité. Alors que nous envisageons l'avenir des soins de santé, il est essentiel de reconnaître et de valoriser l'importance cruciale de l'infirmier dans l'évolution du paysage médical.

Encouragement pour ceux
qui choisissent cette voie spécialisée

Embrasser la voie de la spécialisation en soins infirmiers, c'est opter pour un chemin parsemé à la fois de défis et de gratifications. C'est un voyage profondément humain qui vous placera aux avant-postes du soin, de la compassion et de l'innovation médicale. Voici quelques mots d'encouragement pour tous ceux qui choisissent cette voie noble et exigeante :

1. Une Contribution Inestimable :
Chaque pas que vous ferez dans ce domaine contribuera de manière significative à améliorer la qualité de vie des patients. Votre expertise fera la différence dans les moments les plus critiques, apportant réconfort et espoir à ceux qui en ont le plus besoin.

2. Une Évolution Constante :
La médecine ne cesse d'évoluer, et votre rôle d'infirmier spécialisé vous permettra d'être à la pointe de ces avancées. Vous serez constamment en apprentissage, renforçant vos compétences et élargissant votre horizon professionnel.

3. Des Relations Profondes :
La spécialisation vous permettra de créer des liens uniques avec vos patients et leurs familles. Ces relations, basées sur la confiance et l'empathie, seront une source d'inspiration et de motivation, rappelant sans cesse la raison profonde de votre engagement.

4. Reconnaissance et Respect :
Votre dévouement et votre expertise vous vaudront le respect de vos pairs, des patients et de la société en général. Même dans les moments difficiles, sachez que votre contribution est précieuse et appréciée.

5. Impact Sociétal :
Au-delà des soins directs aux patients, votre rôle influencera positivement la santé publique, les politiques médicales et la sensibilisation aux enjeux de santé.

6. Une Réalisation Personnelle :
La satisfaction de savoir que vous avez joué un rôle crucial dans le bien-être d'un individu est incomparable. La gratitude des patients et de leurs proches, les progrès que vous observerez, les moments de joie après une guérison – tout cela fera partie de votre quotidien.

À ceux qui choisissent la voie de la spécialisation en soins infirmiers, sachez que vous vous embarquez dans l'une des professions les plus nobles et les plus gratifiantes qui soient. Chaque jour, vous aurez l'opportunité d'alléger une souffrance, d'offrir un sourire, d'être le pilier sur lequel quelqu'un peut s'appuyer. C'est un voyage qui demandera du courage, de la résilience et un cœur grand ouvert. Mais, en retour, il vous offrira une richesse d'expériences et de souvenirs qui resteront gravés à jamais. Alors, avancez avec fierté, passion et dévouement, car le monde a besoin de vous.

Retrouvez chacun de mes livres publiés sur Amazon sur le lien suivant :

https://www.amazon.fr/dp/B0CP8T3K57

Pour un prix unitaire beaucoup plus intéressant, vous pouvez également acheter l'intégralité de mes livres en format e-books (pdf) sur le site internet suivant :

http://espaceformation-ide.com

Avec toute ma considération...

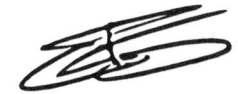

www.ingramcontent.com/pod-product-compliance
Lightning Source LLC
Chambersburg PA
CBHW072155290526
45794CB00004B/1515